ERBE AROMATICHE
E PIANTE MEDICINALI

La guida salva-vita per beneficiare della fitoterapia
attraverso le ricette erboristiche e la guarigione
naturale + Strategie efficaci di coltivazione

I0481276

Di Giada Guarino

PREFAZIONE

L'erboristeria è una materia tanto affascinante quanto gratificante, sia dal punto di vista della sua messa in opera sia nel notare i risultati che si vuole ottenere da essa.

La creazione di preparati erboristici prevede l'estrazione, tramite **appositi metodi,** dei **principi attivi** dalle piante medicinali e dalle erbe aromatiche e spesso, i prodotti erboristici che si ottengono con le varie lavorazioni finali, sono presentati come **integratori alimentari.**

L'utilizzo dei prodotti erboristici si è ampiamente consolidato in Italia soprattutto al fatto che **è cambiato il concetto stesso di salute**, datosi che un tempo con il termine salute si intendeva sì il benessere fisico ma anche soltanto la cura della patologia oppure del disturbo che colpisce il paziente, mentre oggi si intende anche la **prevenzione** ed in generale la perseveranza nel mantenere un benessere che non è **soltanto** fisico ma anche **emotivo** e **psicologico.**

Da tutto questo consegue che ogni persona è diventata **più esigente** riguardo il proprio stato di salute e questo ha portato ad una riscoperta dell'automedicazione e della cosiddetta medicina naturale nonché alle sempre più frequenti richieste a medici e farmacisti di indicazioni su come risolvere quanto più in fretta problemi legati a fastidi ed a piccoli disturbi, nella ricerca quasi maniacale di un benessere generale.

Condizioni alimentari per rendere più efficace il ricorso all'erboristeria

Anche la **dietetica** è cambiata molto, a seguito di ritmi di vita sempre più frenetici e questo, specie sull'aspetto alimentare, ha portato alla nascita di abitudini per niente confacenti a chi ricerca uno stile di vita sano e magari, dopo un'analisi di routine, notiamo qualche valore sballato nel sangue che non sempre è di facile interpretazione. In particolare, a risentire di tutti questi elementi, sono persone che vivono da sole (in particolare gli studenti fuori sede) che non hanno né tempo e né voglia di mettersi ai fornelli e preparare qualcosa di sano, ricorrendo a cibi confezionati e da fast-food. Addirittura alcuni nutrizionisti trovano, in questo tipo di pazienti, i primi sintomi di **scorbuto.**

Per prima cosa, in casi come questo si prescrive di ricorrere immediatamente a **frutta e verdura** e primariamente **mele e cereali**, non necessariamente a piante officinali.

Ecco perché il **primo passo** per avvicinarsi al mondo dell'erboristeria è quello di **concedersi del tempo per sé stessi.**

Per condurre un'alimentazione ottimale per ottenere la **giusta** efficacia dei prodotti erboristici, occorre tenere a mente anche che la differenza è data dalla **cottura** del cibo: una cottura adeguata consente di lasciare inalterate le proprietà dei cibi e non solo, come vedremo in seguito, delle piante officinali.

Per esempio, il **forno a microonde** è un eccellente alleato delle proprietà dei cibi, in quanto il flusso di microonde creato al suo interno agisce sulle **molecole d'acqua** presenti nel cibo, facendo espandere il calore **dall'interno dei cibi verso il loro esterno** e **non il contrario, ovvero dalla superficie verso l'interno,** come accade con altri metodi di cottura. Questa è la ragione per cui i cibi cotti oppure riscaldati al microonde spesso risultano tiepidi all'esterno e bollenti all'interno. L'utilizzo del microonde ha il pregio di ridurre largamente i tempi di cottura dei cibi e di lasciarne inalterate (oppure riducendone almeno al **minimo** le perdite) le sostanze nutritive presenti. Occorre però tenere presente che le onde elettromagnetiche del forno a microonde riescono a penetrare fino ad un **massimo di 4-5 cm** e quindi può risultare difficile cuocere oppure riscaldare cibi di grandi dimensioni.

Nonostante tutti i pregi del forno a microonde, che certamente **riduce la perdita** di sostanze nutritive, occorre tenere presente che in minima parte **minerali** e **vitamine** presenti per natura nei cibi vanno perdute, specie per quanto riguarda la **vitamina C.** A questo proposito, sarebbe meglio adoperare forni a microonde con piatto girevole e, se manca, andrebbe **più volte cambiata** la disposizione e la posizione dei cibi all'interno del forno durante la cottura. Inoltre, per preservare al meglio i nutrienti dei cibi, è opportuno coprire il recipiente che li contiene con un **coperchio non metallico** al fine di creare al suo interno un circolo di vapore che renderà più efficace l'eliminazione di eventuali **batteri.**

La **bollitura** consiste nella cottura del cibo in acqua oppure brodo bollente, a cui è sufficiente aggiungere il cibo una volta iniziato il processo di ebollizione ed è il metodo **utilizzato anche** per la creazione di infusi che vedremo in seguito. Sotto l'aspetto nutrizionale, la bollitura consente di limitare enormemente l'utilizzo di grassi da condimento e di potere **aromatizzare** il cibo con olii e spezie. Inoltre la bollitura **scioglie i grassi** presenti nel cibo, eliminandone circa il 60%. Pertanto, **per usufruire al meglio** dei **benefici offerti dai preparati erboristici,** occorre gettare l'acqua di cottura in cui si siano sciolti dei grassi e **mai** utilizzarla, poiché ha un alto concentrato di saturi e sali minerali **dannosi** per il funzionamento dei reni, con la probabilità di rendere inefficaci ed addirittura **dannosi** gli effetti di principi attivi contenuti in alcune piante officinali.

Per ridurre **ancora più al minimo** la perdita di vitamine e sostanze nutritive contenuti nei cibi, occorre utilizzare quanta meno acqua si riesca, in particolare nel caso dei legumi.

Riguardo **la frittura** occorre indicare che una frittura da potersi considerare leggera, assorbe circa il 10% dell'olio di cottura. **Fondamentale** per una frittura sana è l'utilizzo di **olio di oliva** anziché olii misti, burri e margarine. È preferibile non consumare un piatto fritto quando non si è in casa perché molto spesso ristoranti e friggitorie (specie i fast-foods) cambiano assai di rado l'olio utilizzato per friggere.

Quando si frigge in casa, occorre cambiare l'olio **non appena** lo si vede bruciacchiarsi e ancora più importante è il farlo con il sopraggiungere di molto fumo, in quanto questo è segno del sopraggiungere di **acroleina** e **acrilamide,** due sostanze assai dannose per il nostro organismo.

Riguardo l'**arrosto**, abbiamo la **cottura sulla griglia,** con cui il cibo non è a contatto diretto con la fonte di calore ma si cuoce per **irraggiamento** e la **cottura sulla piastra** con cui invece il cibo si cuoce per contatto diretto su di una superficie rovente. In ogni caso, quando si arrostisce un cibo occorre **sempre impedire la formazione della crosticina** che, per quanto saporita, si è formata in seguito alla formazione di **acrilamide** ed **idrocarburi policlinici** che sono sostanze assai poco congeniali al nostro organismo.

Però niente panico: carne, verdure e pane cotti alla griglia e che presentino le **tipiche striature brune** può essere tranquillamente consumato con serenità.

La **cottura a vapore** può essere considerata la tecnica di cottura meno aggressiva in quanto, a differenza anche della bollitura, il cibo non è a contatto diretto con il liquido ma viene avvolto dal vapore che ne lascia

tendenzialmente inalterati i nutrienti, specie sali minerali e vitamine. Questa tecnica di cottura è però sconsigliata per pazienti che soffrano di patologie renali, poiché le sostanze rimaste affaticano eccessivamente l'operatività di questi organi, se è presente in essi qualche patologia.

La cottura a vapore è sempre più diffusa in mense scolastiche e villaggi turistici in cui, in genere, si tende ad adottare uno stile di vita salutista.

Dopo avere compreso come cuocere a dovere i nostri cibi per rendere, quanto più possiamo, il nostro organismo sano abbastanza da assicurare **piena efficacia** ai preparati erboristici, si può anche pensare a cosa può farci stare meglio. Ovviamente il tutto cambia da individuo ad individuo ed anche per questo, **tassativamente,** occorre **parlarne con il proprio medico.**

È ovvio notare, quando si inizia a condurre un regime alimentare più sano, il sopraggiungere di un senso di fame abbastanza insistente ma rallegratevi: è proprio in questa fase che l'organismo inizia ad attaccare i grassi in eccesso.

Non digiunate perché sarebbe deleterio per la salute, piuttosto utilizzate una **tisana spezzafame** oppure un ottimo **decotto di frutti di bosco, gramigna e tiglio** che ha la proprietà quasi miracolosa di tenere a bada la fame nervosa ed accelerare il metabolismo.

A causa di tutto questo, i trattamenti erboristici sono stati inseriti **anche** in quelli che sono detti farmaci dello stile di vita ma ciò non impedisce di essere sempre in agguato da **errori** che potrebbero derivare da molteplici fattori, tra cui anche la suggestione che potrebbe colpire chi non ha perfettamente chiare le reali proprietà dei rimedi naturali offerti dall'erboristeria.

Come verrà specificato anche più avanti, all'erboristeria e quindi ai prodotti preparati con le sue nozioni si deve ricorrere **solo e soltanto dopo averne discusso** con il proprio **medico curante.**

L'erboristeria può essere sia **un'alternativa** all'utilizzo della medicina convenzionale sia **un'integrazione** ad essa.

Importantissimo è sempre rispettare le indicazioni come le quantità mostrate, i metodi di preparazione, la frequenza dell'assunzione dei preparati non solo per ottenere i risultati ricercati ma anche per evitare

spiacevoli effetti collaterali anche gravi.

In questo manuale non troverete ricette per pozioni magiche né per filtri d'amore ma preparati erboristici la cui **efficacia è a tutti gli effetti quella di farmaci** e che quindi devono essere considerati con il giusto rispetto ed assunti con lo stesso senso di responsabilità.

Occorre ricordare sempre che l'erboristeria è **una scienza** e non un'accozzaglia di sapere superstizioso e la figura dell'erborista di professione è quella di una persona che ha condotto degli studi di **livello accademico** e pertanto l'efficacia dei prodotti che derivano da questa meravigliosa materia è oggigiorno sempre **avvalorata da studi ed osservazioni scientifici,** condotti da personale medico specializzato.

Da circa un secolo sono in uso **tabelle indicative** che elencano piante medicinali ed erbe aromatiche ed i principi attivi che le caratterizzano, tabelle contenute nella **Farmacopea Ufficiale (FU)** che è un **codice** da cui attingere per trovare anche nomi di solventi, sostanze ausiliarie e metodi atti alla creazione di preparati erboristici che fanno della FU un testo fondamentale per l'erborista, sia egli praticante di questa scienza per diletto oppure per professione.

Sono severamente sconsigliati coktails di piante medicinali ed erbe aromatiche che siano di pura invenzione da parte di persone che non hanno ancora accumulato una sufficiente preparazione in erboristeria.

L'autore declina ogni responsabilità riguardo disturbi e patologie sviluppati dal lettore che non abbia seguito tutte le indicazioni riportate nel manuale e che non abbia consultato un medico prima di utilizzare prodotti erboristici.

INDICE

Cosa Sono Le Piante Medicinali E Le Erbe Aromatiche E Quali Benefici Ne Derivano .... - 1 -

Storia Dell'erboristeria E Delle Principali Tradizioni Erboristiche .... - 5 -

Tipologie Di Piante Medicinali E Loro Proprietà .... - 20 -

Rimedi A Specifici Problemi Di Salute .... - 22 -

Come Preparare Infusi, Decotti, Olii, Pomate, Unguenti E Sieri .... - 43 -

Preparazione Di Altri Prodotti Erboristici .... - 58 -

Ricette Per Preparare Infusi .... - 62 -

Le Pomate .... - 70 -

Come Preparare Unguenti E Creme .... - 73 -

L Siero .... - 78 -

Le Principali Componenti Dei Sieri .... - 80 -

Come Coltivare Piante Medicinali Ed Erbe Aromatiche Facilmente In Casa .... - 93 -

Consigli Di Utilizzo In Sicurezza .... - 102 -

COSA SONO LE PIANTE MEDICINALI E LE ERBE AROMATICHE E QUALI BENEFICI NE DERIVANO

Innanzitutto, occorre subito chiarire che piante medicinali ed erbe aromatiche rientrano **insieme** in quelle che sono indicate come *piante officinali*, con cui si intendono quelle piante che vengono lavorate in laboratorio farmaceutico oppure erboristico per la realizzazione di farmaci.

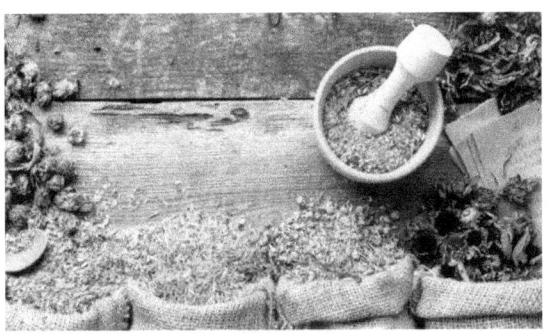

Per *pianta medicinale* si intende un organismo vegetale che contiene sostanze (dette *principi attivi*) che possono essere utilizzate a fini terapeutici e che sono state, in antichità, i precursori dei farmaci a causa dei loro effetti sul nostro organismo quando li ingeriamo oppure li inaliamo.

Queste piante contengono il principio attivo che le caratterizza in una oppure più parti della pianta stessa, come ad esempio i fiori oppure le foglie.

I principi attivi, per i loro diversi effetti, sono di varia natura e si classificano come: **vitamine, enzimi, mucillagini, gomme, alcaloidi** e **tannini.**

Per *erba aromatica* si intende un organismo vegetale che contiene, in una oppure più delle sue parti, **olii essenziali** e **sostanze linfatiche** e della consistenza di **balsami** che le erbe aromatiche utilizzano in natura per attirare gli insetti, ad esempio le api per il processo di impollinazione, tenere lontani i predatori e proteggersi dalle eccessive temperature e che vengono lavorati per ad uso alimentare, come la creazione di liquori ed altre bevande, e ad uso cosmetico per la realizzazione di profumi e trucchi.

Entrambe le tipologie sono da sempre conosciute dalla medicina popolare per quanto riguarda le loro proprietà, il loro utilizzo nonché per i giusti luoghi e periodi dell'anno in cui trovarle.

Spesso e volentieri piante medicinali ed erbe aromatiche si utilizzano come rimedio del tutto naturale ad alcune patologie, datosi che il "ritorno al naturale" che sta prendendo sempre più piede (specialmente per quanto riguarda l'alimentazione e la cura del corpo) le rende preferibili, per molte persone, ai medicinali creati in laboratorio da industrie farmaceutiche.

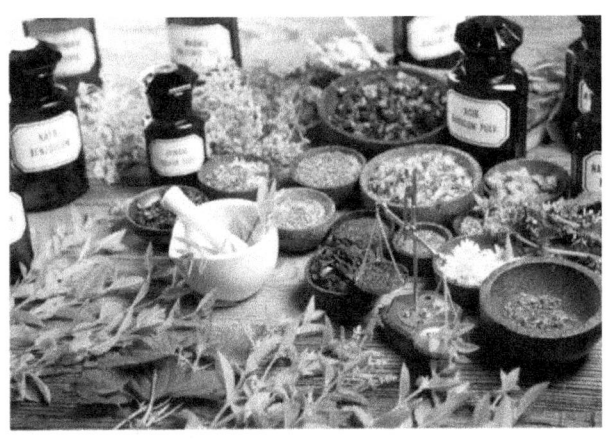

I benefici offerti dalle piante medicinali e delle erbe aromatiche sono innanzitutto quelli di ricongiungerci ad uno stile di vita ed a **delle cure** del tutto naturali in cui **anche** le contraddizioni derivanti da un loro uso improprio sono di facile rimedio.

Sempre più spesso ci si accorge che il ritorno alla forma più naturale delle cose, **oculato** grazie alle conoscenze di oggi, rievoca un benessere che non è soltanto di tipo fisico ma anche emotivo; a dimostrazione di questo *ritorno alla terra* ci sono sempre più prodotti con la dicitura *bio* sugli scaffali dei negozi.

Oggi come oggi, nell'episodio dei farmaci di sintesi, diamo per scontata la **giustissima** presenza di medici ed ospedali ma pochi tengono a mente che il sistema nazionale sanitario ha visto la luce solo nel Novecento.

Nei secoli trascorsi i rimedi per la salute erano racchiusi in una conoscenza tradizionale ed antichissima, anche se purtroppo molto spesso la tradizione popolare non distingueva adeguatamente tra diceria, superstizione e reale efficacia delle nozioni di erboristeria.

Le conoscenze odierne e la progressione della scienza ci permettono, oggi, di utilizzare al meglio i rimedi che la natura ci offre per **ogni** problematica che possa insorgere nel nostro organismo, attingervi in maniera tranquilla e senza preoccuparci di farci trascinare in false cure e presunte pozioni magiche, la cui esistenza è purtroppo un fattaccio a cui si assiste ancora oggi nelle zone più retrograde del mondo.

STORIA DELL'ERBORISTERIA E DELLE PRINCIPALI TRADIZIONI ERBORISTICHE

L'erborista, con ogni probabilità, è una **pratica antica quanto l'essere umano.**

Da millenni, infatti, l'essere umano ha fatto ricorso alla meravigliosa, straordinaria varietà di piante ed erbe che crescono (oppure per lo meno *crescevano*) spontanee, perché la semplice ed a tratti ingenua sperimentazione ha portato l'istinto umano a ricercare rimedi ed espedienti nei frutti della terra.

Ogni cultura, infatti, possiede una propria nicchia di conoscenze erboristiche per uso alimentare, uso farmaceutico per la cura di qualunque malattia, rimedi contro qualsiasi tipo di disturbo.

Non si può risalire ad un vero e proprio pioniere dell'erboristeria, in quanto l'utilizzo delle piante e delle erbe a scopo medicinale è un elemento che appartiene all'evoluzione culturale praticamente di **tutti i popoli.**

Si ipotizza che, nella fase protostorica in cui l'essere

umano sperimentava tutto ciò che lo circondasse, i benefici derivanti dalla consumazione di taluni vegetali fosse avvenuta in maniera del tutto **casuale**, come d'altronde avvenuto con la scoperta del fuoco.

Con ogni probabilità gli esseri umani dei tempi più remoti non sapevsno né il **come** né il **perché** taluni vegetali avessero effetti benefici oppure malefici piuttosto che altri, avessero efficacia oppure no su certi individui piuttosto che su altri, ma le conoscenze riguardo le loro applicazioni sono giunte, in alcuni casi, fino a noi passando di **generazione in generazione.**

Quando cominciarono a vedersi le prime strutture sociali, nacquero delle **figure specializzate** nella conoscenza del giusto utilizzo delle piante e delle erbe a scopo curativo, i **primissimi medici**, anche se sarebbe più opportuno chiamarli **guaritori**, che godevano del riconoscimento di un certo prestigio sociale.

È questa la fase in cui l'erboristeria è ancora permeata di tratti filosofici e religiosi: i sapienti in questa scienza erano infatti visti come degli individui superiori, persone che avevano accesso ad una conoscenza che conferiva poteri curativi che si credeva fossero trasmessi direttamente dalle divinità e che rendeva gli erboristi degli intermediari con quell'ignoto che da sempre affascina ed attrae l'essere umano.

• L'erboristeria antica

La scienza erboristica trovò la sua maggiore fecondità nelle terre della **Mezzaluna Fertile**, in **Egitto**, **Persia**, **India** e **Cina**, luoghi dove si sviluppò e da cui si diffuse per prima.

In particolare è dalla **Mesopotamia,** grazie ai fiorenti traffici marittimi portatori ed esportatori di commercio ma soprattutto di **idee**, che l'erboristeria si diffuse **verso** ovest giungendo a lambire le coste del **Mediterraneo** e di tutti i Paesi che su esso si affacciano.

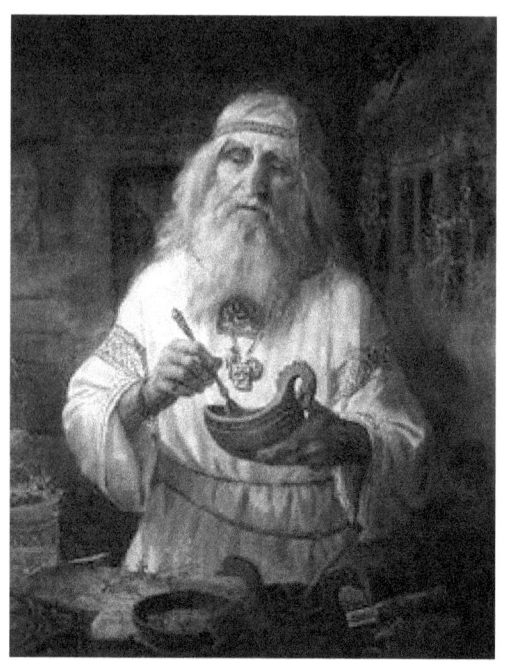

La Storia ci offre la conoscenza di grandi personaggi e grandi medici, ma è **soprattutto** tramite le testimonianze di persone comuni che possiamo attingere ad una gamma vastissima di informazioni, persone che utilizzavano nella **quotidianità** piante ed erbe in funzione curativa, alimentare e cosmetica.

In particolare erano le persone che vivevano a più stretto contatto con la natura come **contadini**, **allevatori** e **cacciatori** ad essere eccellenti depositari delle proprietà appartenenti ai vegetali che crescevano nei territori in cui vivevano.

Già **sessantamila** anni fa' è accertato l'utilizzo di piante ed erbe a scopo medicinali, grazie al loro ritrovamento in alcune tombe dell'epoca e particolarmente interessante è il caso della tomba di **Shanidar IV,** nell'Iraq del nord, in cui sono state ritrovate **sette diverse** piante ad uso medicinale utilizzate tuttora.

I **Sumeri** conoscevano già l'utilizzo di piante come il timo, il cumino dei prati e l'alloro; questo **cinquemila** anni fa'.

La **tradizione egizia** vanta il suo più potente guaritore nella figura di **Imhotep,** vissuto intorno al 2700 a.C., tanto da portare alla sua **divinizzazione** dopo la morte e venerato per moltissimo tempo come protettore della salute, della scienza e dei guaritori.

Importantissima rilevanza ha poi il **papiro di Ebers,** datato al **1550 a.C.** circa, una preziosissima fonte di ben **700 rimedi** descritti con l'accuratezza di un testo accademico.

Molti dei rimedi descritti nel papiro di Ebers sono

legati alla superstizione, alla magia ed alla pratica dell'occultismo, ma molti altri sono basati su **reali sperimentazioni scientifiche ed empiriche.**

La **Scuola Alessandrina,** operante intorno al IV Secolo a.C., fu il fulcro della maggiore evoluzione dell'erboristeria e fu istituita dalla Dinastia Tolemaica.

La Scuola Alessandrina fu il punto di incontro dei più illustri sapienti erboristi del tempo, provenienti da ogni parte del mondo conosciuto all'epoca, i più importanti dei quali furono senza ombra di dubbio **Erofilo**, **Apollonio di Crizio** e **Mitridate**.

Mitridate è stato forse il più grande esperto dei **veleni e dei loro antidoti derivanti dalle piante officinali.**

La **civiltà Greca** è stata poi fornace di medici dall'importanza tuttora riconosciuta, considerati i **padri della medicina moderna.**

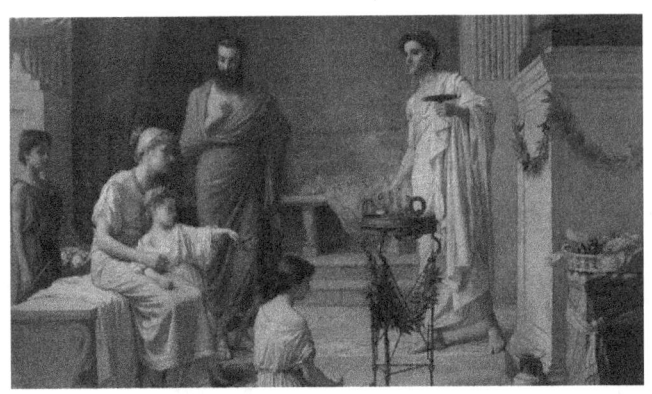

La sconfinata conoscenza greca circa l'utilizzo delle piante officinali derivava, quasi certamente, dai loro frequenti scambi commerciali con gli altri popoli del Mediterraneo.

Addirittura Socrate, il padre della Filosofia, sosteneva che le piante fossero dotate di *dáimon,* anima, che lui intendeva come la capacità di intendere e di volere.

Importantissima rilevanza, per quanto riguarda la tradizione greca, assume la persona di **Asclepio,** medico la cui figura è stata tanto prestigiosa da essere stato **divinizzato** e ammantato di elementi mitologici che ne rendono incerta la reale esistenza storica: per i Greci, Asclepio era figlio di Apollo e della ninfa Coronide e fu padre di altre figure di rilevante importanza come Igea (Salute), Podalirio (Medico), Telesforo (Guarigione),

Iaso (causatore di malattie) e Panacea (la cura a tutti i mali).

Successivamente, anche i **Romani** ne adottarono il culto con il nome di **Esculapio.**

Ippocrate è stato il medico greco considerato il **vero padre** della medicina moderna, il primo a praticare la medicina **secondo un metodo di osservazione scientifica,** che aveva il suo pilastro in un metodo basato su **diagnosi** e **prognosi** e che riconosceva l'origine **naturale** delle malattie e quindi dei **rimedi** ad esse più adatti, debellando la convinzione che il tutto avesse un'origine trascendentale di natura magica.

La **stragrande maggioranza** delle oltre **400 medicine** conosciute da Ippocrate erano rigorosamente di **origine vegetale** e molte, ancora oggi, rappresentano le colonne portanti della conoscenza erboristica.

I primissimi **erbari** greci risalgono al IV Secolo a.C. e raccoglievano informazioni già molto precise sulle applicazioni mediche delle erbe, il più importante dei quali è certamente l'erbario attribuito a **Diocle di Caristo.**

Per quanto riguarda la **tradizione Romana**, il suo più

illustre esponente è da individuare in **Plinio il Vecchio,** autore della miliare *Naturalis Historia*, per molti secoli a venire utilizzata come punto di riferimento per attingervi nozioni scientifiche e tecniche.

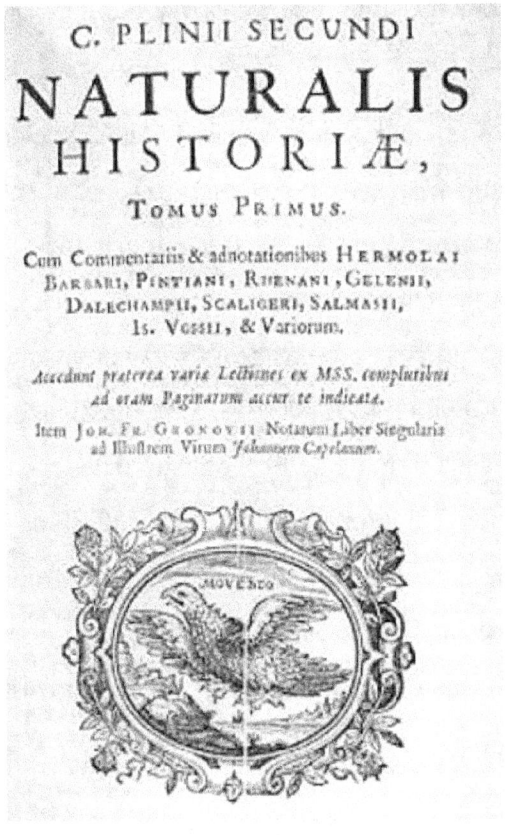

La *Naturalis Historia* di Plinio il Vecchio è composta da trentasette volumi, di cui **sette** dedicati alle proprietà curative delle piante officinali.

Anche la **tradizione Araba** vanta importantissimi erboristi, che le fecero raggiungere il suo punto di evoluzione più alto intorno al X Secolo d.C. soprattutto presso centri come Baghdad e Damasco in cui la teoria e la pratica medica raggiungevano livelli inimmaginabili in tutto il resto del mondo.

Le tradizioni erboristiche più rilevanti ed avveniristiche per il loro tempo furono anche quella **Asiatica, Africana, Nord Americana** e **Sud Americana,** famosissime sono infatti le pratiche degli **sciamani** dell'Amazzonia che utilizzavano piante ed erbe ad **uso allucinogeno**, la pratica della **masticazione delle foglie di coca** da parte delle popolazioni delle Ande, della preparazione di **pozioni** a base di **funghi** da parte di numerose popolazioni di ogni parte del mondo che trasformavano i consumatori in veri e propri intermediari con il sovrannaturale inducendoli in stato di **trance.**

· **L'erboristeria medievale**

Il periodo medievale è il periodo **meno felice** per l'erboristeria, datosi che in questo periodo chi raccoglieva, lavorava e utilizzava le piante officinali era tacciato di praticare arti magiche e dunque accusato di

stregoneria, datosi che molte persone lo facevano con metodi e per scopi molto più vicini alla superstizione che alla cura medica vera e propria.

I **veri** detentori del sapere erboristico nel suo aspetto più **scientifico** erano i **monaci amanuensi** che trascrivevano, tra gli altri, anche i principali testi della tradizione erboristica greca e romana e che spesso mettevano in uso su sé stessi le conoscenze acquisite in questo modo.

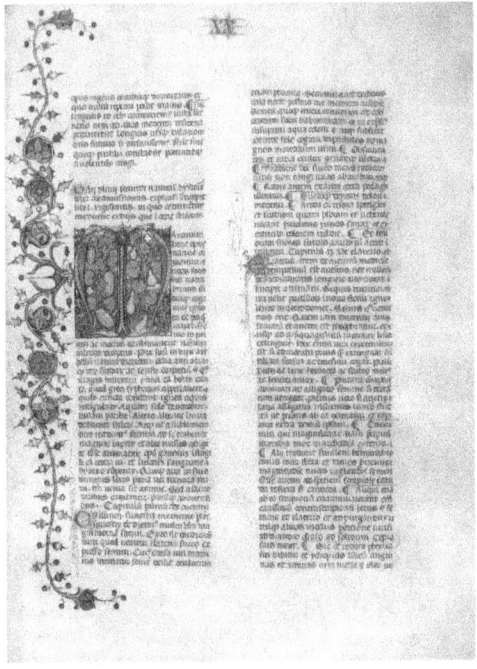

Inoltre, i luoghi di culto come abbazie e monasteri

erano quasi sempre muniti di un proprio orto dove le piante officinali venivano coltivate.

Spesso la popolazione si rivolgeva ai monaci per ottenere **cure** ai propri problemi di salute, guardando sempre con riluttanza dal rivolgersi a chi praticasse l'erboristeria fuori dalle mura di un luogo di culto religioso, forse a causa della superstizione che adduceva sempre come reale ed innocente la conoscenza di un religioso.

Con l'acuirsi del **fanatismo religioso** del Tardo Medioevo, però, le persone che praticavano l'erboristeria iniziarono ad essere indicate dalla Chiesa come **depositarie di un sapere eretico,** addirittura di origine demoniaca, specie le **donne.**

Tutto questo, nel XV Secolo, portò alla nascita del fenomeno della famosissima **caccia alle streghe**, che si protrasse per la bellezza di trecento anni, fino al XVII Secolo con l'ultima esecuzione in Svizzera di Anna Göldi, avvenuta nel 1782.

Nonostante quest'epoca di repressione ed oscurantismo a sfavore del sapere erboristico, tutto il bagaglio di conoscenze legato alle erbe officinali è sopravvissuto e ci è stato tramandato fino ad oggi, reduce in maniera che l'ironia definirebbe per noi *provvidenziale*.

• **L'erboristeria moderna**

Nelle nazioni industrializzate l'erboristeria, inserita nelle discipline della **medicina alternativa** e della **fitoterapia**, sta acquisendo un valore sempre più rilevante.

Nonostante i **passi da gigante** della farmacologia e della medicina, quindi, l'erboristeria ricopre lo stesso un **ruolo primario** nella prevenzione e nella cura di disturbi e malattie; basti pensare che quasi sempre i principi attivi contenuti nelle erbe officinali sono alla base dei medicinali industriali (detti *di sintesi*), ad esempio l'acido salicinico contenuto nell'aspirina, gli oppiacei e numerosissime altre sostanze, di cui si servono i medicinali di moderna concezione, sono di rigorosa origine vegetale.

Stando all'**OMS** (Organizzazione Mondiale della Sanità), circa il 25% di tutti i farmaci esistenti sono di origine vegetale come anche la bellezza di 7000 prodotti farmaceutici indicati nelle **moderne farmacopee**.

Inoltre, è sempre l'OMS ad indicarci che addirittura l'**80%** della **popolazione mondiale** ricorre con fiducia e frequenza all'erboristeria per la cura di disturbi e malattie anche se, purtroppo, questa percentuale tanto elevata non è dovuta alla riscoperta dell'erboristeria quanto più al triste fatto che moltissime persone non hanno accesso alle medicine di concezione moderna, tanto che nei Paesi più poveri del mondo esse sono considerate un **bene di lusso**.

Nei luoghi più poveri e presso le popolazioni più indigenti della terra, le piante officinali risultano senz'altro una risorsa molto più accessibile e **più economica**, grazie all'opportunità di essere raccolte direttamente in natura oppure coltivate su piccola scala.

Con l'avvento dell'industrializzazione, la raccolta selvatica delle piante officinali è stata sostituita da **coltivazioni agricole** specializzate nella loro produzione.

In Italia, nel **1931** si assiste all'emanazione del primo **decreto legge** in funzione delle piante officinali, regolandone **coltivazione,** **raccolta** e

commercializzazione.

Occorre purtroppo rendere noto che le istruzioni e gli enti italiani hanno da tantissimo tempo un approccio di trascuratezza nei confronti dell'erboristeria, tanto che la **FEI** (Federazione Erboristi Italiani) cerca in ogni modo di sopperire alle mancanze governative nei confronti della propria categoria, innanzitutto tenendo un **registro degli erboristi diplomati**; per esercitare la professione di erborista occorre, infatti, **diploma di laurea triennale**.

Numerosi sono i contrasti tra la figura dell'erborista e quello del farmacista: l'erborista infatti **non ha esclusività** nella commercializzazione dei suoi prodotti, moltissimi dei quali si trovano **anche** in farmacia.

Il farmacista, però, ha attraversato un percorso di studi del tutto differente da quello dell'erborista e quindi molto spesso l'uno manca nelle conoscenze riguardo i prodotti più specialistici dell'altro.

TIPOLOGIE DI PIANTE MEDICINALI E LORO PROPRIETÀ

L e Piante Medicinali contengono differenti principi attivi, che variano a seconda della loro natura e dei loro effetti sul nostro organismo e sono:

• Le **vitamine**: sostanze vitali per il nostro organismo e di cui siamo dotati già alla nascita. La loro scarsità oppure assenza può provocare delle gravi conseguenze per la salute ma possono essere reintegrate tramite l'alimentazione;

• gli **enzimi**: sostanze che accelerano oppure rallentano un processo biochimico come ad esempio la digestione, di fondamentale importanza per tutti i nostri processi vitali;

• le **mucillagini**: sostanze organiche composte da acqua, zuccheri e sali presenti in particolare nei semi che vengono adottate come lassativi a causa della loro caratteristica di gonfiarsi ed aumentare di volume a contatto con l'acqua;

- le **gomme**: in natura, si tratta di sostanze molto malleabili ed elastiche derivanti dalla coagulazione del lattice presente in alcune piante;

- gli **alcaloidi**: composti organici dotati di effetti molto rilevanti in campo medico e terapeutico. Agiscono sul sistema nervoso come eccitanti oppure deprimenti, con probabili effetti indesiderati e pericolosi se assunti irresponsabilmente;

- i **tannini**: sostanze diffusissime nel regno vegetale, utilizzati dalle piante come repellenti contro parassiti e predatori.

Si trovano per la maggior parte in radici, foglie, frutti e semi.

I tannini hanno proprietà astringenti ed antinfiammatori e vengono adoperati all'esterno per la cicatrizzazione di ferite, contro gonfiori ed emorroidi mentre il loro uso interno è un'eccellente cura per la diarrea.

RIMEDI A SPECIFICI PROBLEMI DI SALUTE

È opportuno precisare che l'utilizzo delle piante medicinali per le loro funzioni curative avviene sia per **uso esterno** tramite la preparazione di unguenti e pomate sia per **uso interno** con la preparazione e consumazione di estratti, tisane ed infusi.

Qui verrà indicato dove trovare in natura le piante medicinali occorrenti alla cura di diverse patologie con una piccola precisazione: nel caso in cui ad offrire cura ad una determinata patologia siano spezie e piante diffuse nelle nostre dispense e presenti nella nostra quotidianità, non verrà effettuata una descrizione che risulterebbe superflua; inoltre qualora una pianta medicinale si offra come rimedio a più di una patologia, verrà nomenclata più di una volta ma le informazioni che la riguardano le si troverà nell'elenco della prima patologia cui funge da rimedio.

Di seguito un elenco delle problematiche di salute più comuni e le piante medicinali che vi offrono rimedio.

• <u>Asma</u>

Si cura tramite uso interno utilizzando le piante antiasmatiche i cui principi attivi che bloccano lo spasmo dei muscoli bronchiali che provocano l'asma agendo sul sistema nervoso. Efficaci a questo scopo sono:

la **belladonna**, la si trova ai margini dei boschi, in zone ombreggiate, particolarmente presente sul limitare dei boschi delle Alpi e degli Appennini;

lo **stramonio**, pianta infestante presente in tutte le regioni di Italia, cresce spontanea nei terreni incolti, nelle pianure e nei ruderi, detta anche erba delle streghe, in quantità eccessive può causare gravi effetti collaterali;

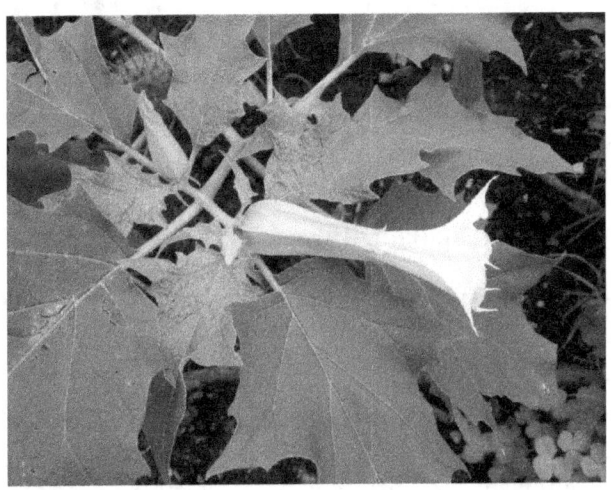

Giuisquiamo: fiorisce in estate e lo si trova in campagna, presso terreni smossi per la coltivazione e ricchi di materiale organico, nonché presso ruderi e sul ciglio di strade campestri;

la **visnaga** (detta anche **busnaga**) cresce spontanea da metà estate fino all'inizio dell'inverno, diffusa in tutta Italia, preferisce i terreni più sabbiosi;

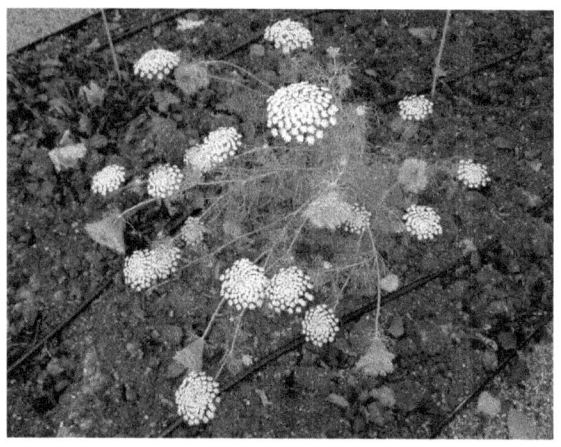

l'**efedra** nelle aree temperate ed asciutte, la si trova in estate in tutta Italia. Diffusa anche in Nord America, Sud America, Europa ed Asia;

la **grindelia**, diffusa in tutta Italia, cresce spontanea in primavera ed estate e predilige i terreni più argillosi;

l'**elicriso**, che fiorisce in piena estate e cresce al Centro e Sud Italia, in particolare lungo le coste e nei terreni rocciosi fino ad un'altitudine di 800m;

il **farfaraccio**, presente in collina ed in montagna, in particolare sugli Appennini.

• Bronchite

si cura ricorrendo alle piante *espettoranti, antisettiche polmonari ed emollienti antinfiammatori* che, tramite i loro principi attivi, agiscono rendendo più fluidi i muchi prodotti dai bronchi, permettendo una loro più semplice espulsione attraverso le vie respiratorie. Le più importanti tra esse sono:

l'**aglio**;

Il **marrubio**, presente in tutta Italia fuorché in Padania, nei terreni incolti, nei ruderi e nei pascoli asciutti. Preferisce i terreni secchi e calcarei;

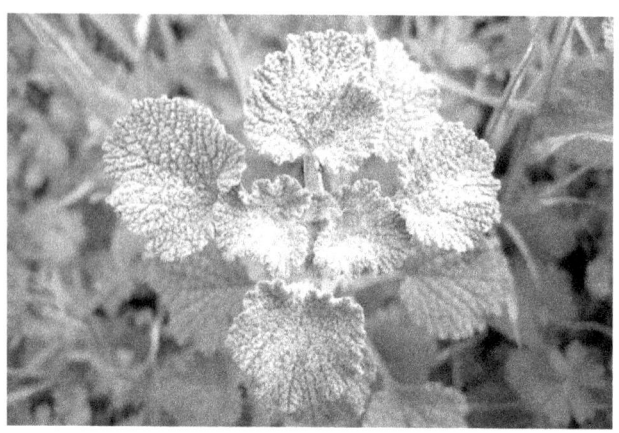

la **farfara**, pianta erbacea e perenne che preferisce i luoghi umidi, i sottoboschi ed i terreni argillosi. È diffusa in tutta Italia e la si trova anche in campi coltivati e ruderi;

la **capelvenere**, che cresce in tutta Italia fino a 1400m di altitudine, può resistere anche alle temperature più rigide, cresce spontanea nelle crepe e nei luoghi rocciosi. Utilizzata anche come pianta da interno a scopo decorativo;

il **verbasco**, che è una pianta a ciclo biennale diffusa in tutta Italia, fiorisce da Agosto a Settembre e può raggiungere anche un'altezza di 160 cm, lo si trova nei terreni incolti e presso le zone marittime;

la **grindelia;**

l'**elicriso**

• **<u>Tosse</u>**:

vi pongono rimedio le piante *tossifughe* e *bechiche* che agiscono tramite la loro funzione antisettica e di attenuazione sul centro della tosse. A questo scopo troviamo:

l'**eucalipto** che è una pianta sempreverde che può raggiungere anche i 20 m di altezza, diffuso in Italia al Sud e Isole con particolare numerosità sull'isola d'Elba Predilige i terreni profondi e ben drenati;

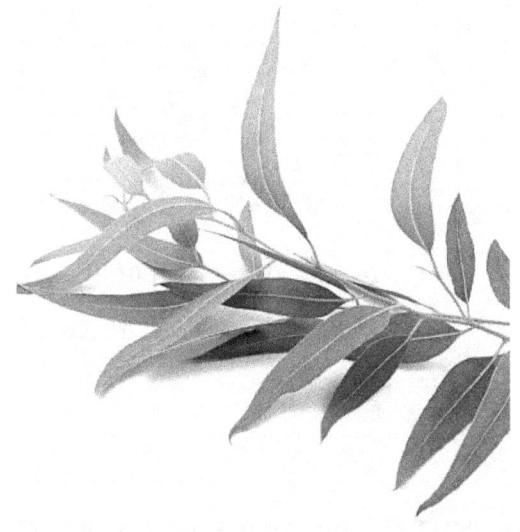

il **timo**, che cresce prediligendo le zone marittime ed in particolare nell'area del Mediterraneo. Si presenta come un cespuglio perenne che nasce spontaneo in luoghi rocciosi e terreni ghiaiosi;

l'**issòpo** è una pianta perenne, cespugliosa, che cresce spontanea nel Nord Italia presso le aree montuose fino ad un'altitudine di 1200m;

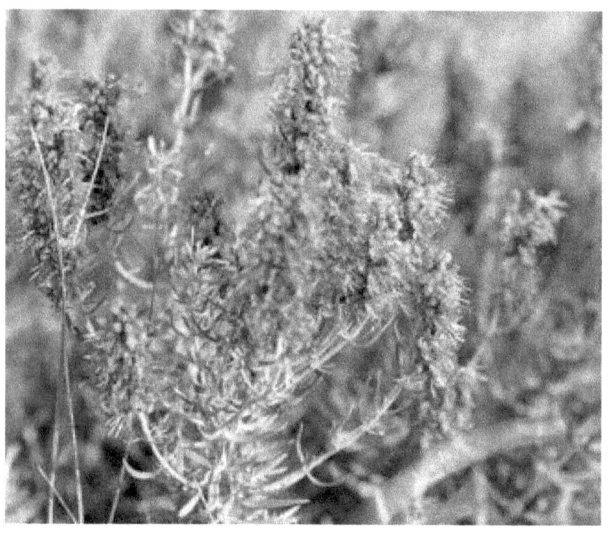

l'**enula campana**, che cresce in tutta Italia su terreni boschivi umidi e ruderi. È una pianta erbacea e perenne, riconoscibile grazie ai particolari fiori gialli;

la **farfara**.

• **Indigestione e senso di pesantezza allo stomaco**

Si cura con l'utilizzo di piante *eupeptiche* oppure *stomachiche* che favoriscono la produzione e l'azione dei succhi gastrici dello stomaco, favorendo la digestione.

Esse sono:

il **carciofo**;

la **genziana**, famosissima per le sue proprietà digestive prodigiose, è una pianta che cresce in vario numero di specie sulle Alpi e sul versante Appenninico. A seconda della specie, può essere una pianata annuale, biennale oppure perenne nonché sempreverde oppure no. Crescono su terreni ricchi di humus e vengono utilizzate anche come piante ornamentali;

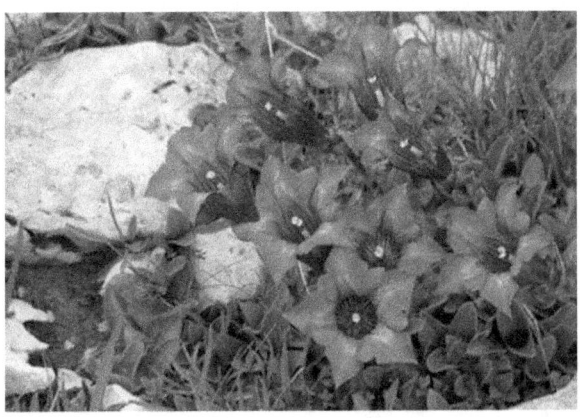

l'**angelica**, che cresce in tutta Italia e può essere una pianta a crescita biennale oppure perenne, a seconda della specie, cresce su terreni umidi in maniera spontanea, solo in determinate zone di Alpi ed Appennini;

la **centaurea**, che è una pianta infestante diffusa al Sud Italia e Isole. Predilige terreni ben concimati ed a seconda della specie può essere a ciclo annuale, biennale oppure perenne;

l'**achillea**, che è una pianta spontanea diffusa in tutta Italia, in cui sono state individuate circa venti specie diverse, predilige terreni umidi e la si trova anche in fossi e cigli stradali;

Il **calamo**, che si trova nelle zone paludose e presso gli stagni. È una pianta erbacea e perenne.

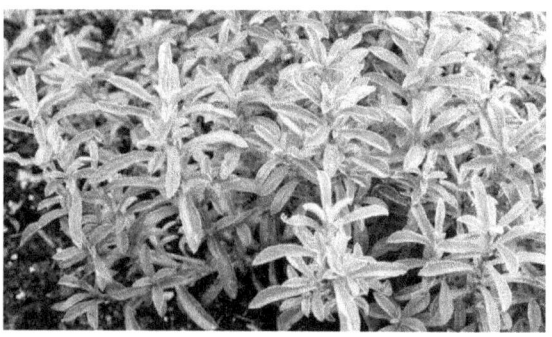

• **Aerofagite**

Alla presenza di grandi quantità di gas nel tratto gastrointestinale derivanti da una cattiva digestione si risponde servendosi delle piante *carminative*. Esse riattivano la contrazione dei muscoli degli organi digerenti, favorendo l'espulsione dei gas in eccesso.

Le piante carminative più diffuse sono:

- l'**anice verde**, che è una pianta erbacea annuale, cresce spontaneamente in Sicilia e viene coltivato in Emilia Romagna ed in Toscana, predilige terreni asciutti;

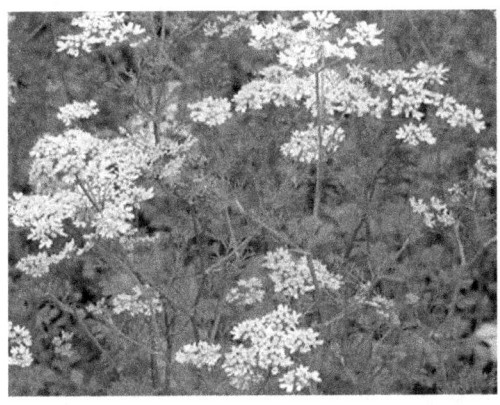

- la **santoreggia**, che cresce spontaneamente nella zona del Mediterraneo su terreni incolti, molto facile da reperire fino ai 1500m di altitudine;

- il **finocchio**;

- l'**origano**;

l'**aneto**, una pianta erbacea a ciclo annuale che cresce spontaneamente nel medio versante adriatico su terreni incolti, fiorisce tra Giugno e Luglio;

l'**angelica**;

il **calamo.**

• **Depurazione del fegato**

La si ottiene grazie all'utilizzo di piante *coleretiche* che stimolano il fegato a produrre la bile e con l'utilizzo di piante *colagoghe* che promuovono l'espulsione di bile tramite la stimolazione muscolare della cistifellea. Queste piante agiscono sul fegato e ne potenziano la funzione antitossica.

Le principali sono:

la **curcuma**, da cui si ricava lo **zafferano**, che in Italia non cresce spontanea poiché richiede particolari condizioni climatiche, ma viene coltivata su terreni profondi e ben concimati;

la **calendula**, pianta a ciclo annuale coltivata, sin dai tempi più remoti, a scopo decorativo. Fiorisce da Marzo a Novembre e la si trova, allo stato selvatico, in area Mediterranea;

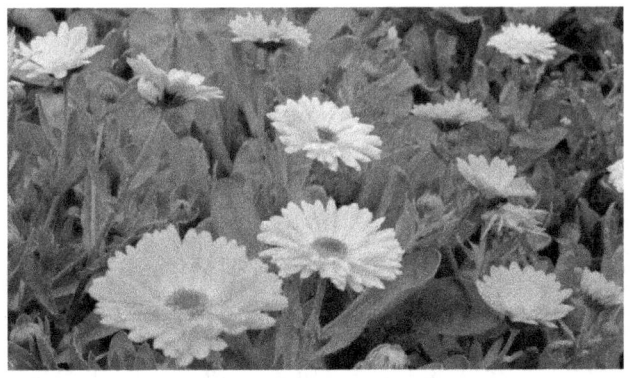

il **tarassaco**, conosciuto anche come **"dente di leone"**, che è una pianta erbacea spontanea e spesso infestante e predilige terreni soleggiati. In Italia lo si trova sostanzialmente ovunque nei terreni incolti e lungo i sentieri

• Stitichezza

La stitichezza si cura tramite le piante *lassative e purgative* la cui peculiarità è quella di accelerare, in maniera diversa, il transito del contenuto intestinale verso l'espulsione. Esse sono:

l'**altea**, che cresce in tutta Italia in terreni umidi, in prossimità di abitazioni rurali, i canali, gli argini, i fossi di strada. Il periodo più propizio per trovarla è la primavera;

il **sambuco lebbio**, noto anche come **ebbio**, una pianta erbacea che si trova con molta semplicità in tutta Italia e che cresce con molta proliferazione durante i mesi invernali;

lo **spino cervino**, una pianta arborea che predilige i terreni calcarei ed aridi e lo si trova ai margini dei boschi montani in tutta Italia. Di questa pianta si utilizzano i frutti, essiccati al sole e da cui si spreme il succo. Il tempo di maturazione dei suoi frutti è il periodo invernale.

•Vomito

Il vomito non è una patologia a sé stante ma è un sintomo di altre problematiche di salute oppure di altre funzioni vitali in atto come ad esempio la gravidanza. Si cura con l'uso delle piante *antiemetiche,* che bloccano il vomito oppure ne impediscono il sopraggiungere tramite meccanismi non sempre chiari. Le piante medicinali più utili a questo scopo sono:

la **camomilla romana**, pianta erbacea perenne presente in tutta Italia che cresce spontaneamente su campi incolti e prediligendo terreni aridi;

la **calendula**;

la **menta piperita**;

l'**altea**.

• **Ritenzione urinaria**

La ritenzione urinaria è una difficoltà del nostro organismo ad espellere del tutto l'urina generata dalla funzione di filtraggio dei reni nei confronti dei liquidi che ingeriamo.

È causata da malfunzionamenti dello sfintere uretrale e può portare alla formazione di accumuli di urina all'interno della vescica che, a determinate quantità, provoca dei dolori anche acuti al paziente.

La ritenzione urinaria si cura tramite l'utilizzo di piante *diuretiche* che stimolano i meccanismi renali atti alla secrezione dell'urina e tra esse vi sono:

la **scilla**, una pianta utilizzata anche come ornamentale che cresce spontanea lungo le coste della macchia mediterranea, prediligendo terreni rocciosi e fiorendo in Agosto;

il **ginepro**, una pianta arborea che cresce

spontaneamente in tutta Italia, in zone che generalmente risultano ostili alla proliferazione di altre piante come altitudini molto elevate e zone mediterranee molto aride; tutto questo grazie alla sua scarsa richiesta di acqua ed alla sua capacità di adattamento a temperature estreme come gelate invernali e siccità estiva;

la **ginestra**, una pianta spontanea e cespugliosa caratterizzata da fiori gialli molto vivaci e presente in tutta Italia, che vanta una numerosa quantità di specie di questa pianta;

la **parietaria officinale**, una pianta erbacea che cresce spontaneamente in tutta Italia e con una grande capacità di adattamento ai diversi tipi di terreno. Durante i mesi più caldi dell'anno è facile trovarla nelle crepe dei muretti a secco e lungo i cigli delle strade nonché all'interno dei boschi;

la **gramigna**, una pianta erbacea infestante e presente su tutto il territorio italiano. Predilige i terreni calcarei e la si trova nei campi incolti e pianure, specie nei mesi più caldi dell'anno;

il **caffè**.

• Insonnia

L'insonnia è un disturbo neurologico e psichiatrico che colpisce il sonno. Si manifesta nell'incapacità di dormire nonostante il corpo del paziente ne abbia fisiologica necessità.

Questo disturbo si cura grazie alle piante *sedative* che agiscono sul sistema nervoso placandone l'ipereccitabilità, provocando un senso di distensione e rilassamento e quindi favorendo il naturale sopraggiungere del sonno.

Tra le più importanti e diffuse piante sedative abbiamo:

la **valeriana officinale**, diffusa in tutta Italia, cresce in luoghi freschi ed umidi come margini di boschi e pianure e la si raccoglie in primavera;

il **biancospino**, una pianta arborea molto contorta e spinosa, cresce in tutta Italia tra la boscaglia ed i cespugli e predilige i terreni calcarei;

le **zagare**, che altro non sono che i **fiori di agrumi** ed in particolare i **fiori di arancio** si prestano molto bene all'azione sedativa tramite infusi con essi preparati;

la **passiflora**, che è una pianta erbacea e, a seconda della diversità di specie, può essere a ciclo perenne oppure annuale. In Italia è difficile trovarla in natura ma è coltivabile in serra oppure in appartamento utilizzando terreni ben concimati ed in posizioni soleggiate e calde;

il **meliloto**, che è una pianta erbacea e spontanea diffusa in tutta Italia, può essere a ciclo annuale oppure biennale. In particolare, del meliloto si utilizzano i fiori per la preparazione di decotti e di colliri, datasi la capacità di questa pianta nel curare anche la congiuntivite;

il **tiglio**.

• Ipertensione

L'alta pressione sanguigna (ipertensione) è la condizione in cui, per diversi fattori, la circolazione sanguigna avviene in modo accelerato arrecando uno sforzo al cuore che può diventare pericoloso.

L'ipertensione si cura ricorrendo alle piante *vasodilatatrici* la cui funzione è quella, appunto, di dilatare i vasi sanguigni e quindi consentire un abbassamento della pressione arteriosa quando la problematica risulti ancora di piccola e media entità.

Tra le più importanti piante vasodilatatrici vi sono:

il **vischio**, una pianta cespugliosa e parassita di alberi come il tiglio, il melo, l'acero, il salice, la betulla ed il pioppo. Diffusa in tutta Italia, cresce in inverno e ci si accorge della sua presenza anche dal fatto che la pianta che lo ospita perde tutte le sue foglie;

il **mirtillo nero**, un arbusto da frutto che cresce spontaneo, in Italia è presente sulle Alpi e sugli Appennini;

l'**anguria**, che non richiede presentazioni. È opportuno solo precisare che la sua polpa contiene *citrullina,* un principio attivo che favorisce la vasodilatazione;

la **borragine**, una pianta erbacea a ciclo annuale e presente in tutta la zona Mediterranea dai cui semi, tramite spremitura, si ottiene un olio portentoso per la vasodilatazione e ricchissimo di Omega 3;

l'**aglio**;

l'**olivo**;

il **peperoncino**.

• <u>**Emicrania**</u>

L'emicrania si presenta come un forte dolore alla testa, che può essere anche pulsante, causato da sinusite, permanenza in un ambiente poco ossigenato e con aria viziata, esposizione a forte rumore, influenza.

Di seguito un elenco delle piante medicinali che lo curano in modo naturale:

la **lavanda**, il cui olio essenziale ricavato dalla distillazione dei fiori è un potente rimedio contro l'emicrania. È una pianta erbacea ed in Italia se ne trovano cinque diverse specie, di cui due crescono spontaneamente sulle Alpi mentre le altre sono diffuse su tutto il territorio nazionale;

la **rosa canina**, conosciuta anche come **"rosa selvatica"** che cresce spontaneamente nei sottoboschi del Nord Italia. Preferisce terreni profondi e limacciosi e mostra una particolare resistenza al freddo;

la **fumaria officinale**, pianta erbacea infestante presente ovunque sul territorio italiano, in piantagioni, strade, pianure e colline;

il **serpillo**, pianta cespugliosa diffusa in tutta Italia, cresce spontaneamente prediligendo terreni ben drenati, sabbiosi, nei boschi, fino a 2600 metri di altitudine;

la **camomilla romana**;

la **menta piperita**;

il **basilico**;

il **rosmarino**.

• Dolori mestruali

I dolori mestruali sono dovuti alla *sindrome premestruale* di cui soffre un'ampia parte della popolazione femminile.

I sintomi vanno dal ventre teso ai dolori addominali, seno gonfio, mal di testa. La causa è da indicare negli sbalzi ormonali cui va incontro la donna durante il ciclo mestruale.

I rimedi naturali ai dolori mestruali sono:

l'**agnocasto**, un arbusto perenne diffuso in Italia in tutta la zona del Mediterraneo;

la **borsa del pastore**, una pianta erbacea annuale dai particolari frutti a forma di cuore, si adatta a qualsiasi tipo di clima ed a qualunque tipo di terreno. In Italia è presente su tutto il territorio nazionale e la si trova nei campi incoltivati, sul ciglio delle strade, nelle radure e nei boschi;

il **lampone**, tramite un macerato dei suoi frutti come una marmellata;

la **calendula**;

l'**achillea**;

la **salvia**.

COME PREPARARE INFUSI, DECOTTI, OLII, POMATE, UNGUENTI E SIERI

Raccolta e lavorazione delle piante medicinali e delle erbe aromatiche per prepararle all'uso

Innanzitutto è bene precisare che ogni pianta medicinale ed erba aromatica ha un suo tempo di sviluppo durante il quale i principi attivi contenuti da una oppure più delle sue parti raggiunge il grado più elevato di concentrazione; questo tempo è detto in erboristeria *tempo balsamico* ed è a tale proposito che sono già stati indicati i periodi di crescita e di fioritura delle varie piante medicinali ed erbe aromatiche indicate per ciascun rimedio desiderato.

In genere, a seconda del diverso tipo di rimedio desiderato, il tempo di **raccolta** si suddivide, a seconda della parte ricercata, in questo modo:

la **corteccia** si raccoglie in primavera;

le **foglie** si raccolgono sempre **prima** della fioritura della pianta;

le **gemme** si raccolgono durante il periodo

primaverile, **prima** che si schiudano;

le **erbe** è regola raccogliere **prima** oppure **durante** la fioritura;

i **fiori** vanno raccolti **prima** della loro **completa schiusa**;

il **frutto** si raccoglie quando è giunto a maturazione;

i **semi** si estraggono dai frutti oppure si raccolgono **dopo la loro caduta spontanea.**

• L'essiccazione

È molto raro che le piante medicinali e le erbe aromatiche vengano utilizzate fresche, quasi sempre si ricorre **all'essiccazione**, che ne consente una più semplice conservazione e ne velocizza il successivo utilizzo.

Naturalmente, si possono acquistare piante medicinali ed erbe aromatiche già essiccate in erboristeria, ma questo potrebbe compromettere la loro efficacia, rispetto a quelle raccolte in natura, nel momento dell'utilizzo; questo perché potremmo non essere certi che quei prodotti vegetali essiccati siano stati preparati in un arco di tempo di sei-otto mesi e, dopo tale lasso di tempo, i principi attivi in essi contenuti tendono a morire.

L'essiccazione però deve avvenire in maniera veloce, perché altrimenti si innescano naturali meccanismi di fermentazione che portano alla putrefazione e quindi compromettono l'efficacia del principio attivo contenuto dal materiale messo ad essiccare.

Essiccazione all'aperto: dopo avere eseguito un preventivo lavaggio delle piante medicinali e delle erbe aromatiche, si può procedere all'essiccazione.

La maggior parte delle piante medicinali e delle erbe aromatiche può essere essiccata **direttamente** con l'esposizione **all'aria** ed in ogni caso non devono **mai** essere esposte alla luce diretta del sole, in quanto molti principi attivi in esse contenuti tendono a morire.

Una volta essiccata, occorre rimuovere le foglie nella parte più bassa dello stelo della pianta oppure dell'erba, **lasciando punte e boccioli** che sono particolarmente efficaci.

Terminata anche la pulizia, occorre legare insieme gli steli in fascette di **non più di sette pezzi** per volta, anche se è meglio comporre fascette più piccole nel caso in cui ci si accorga che qualche erba oppure pianta sia eccessivamente umida.

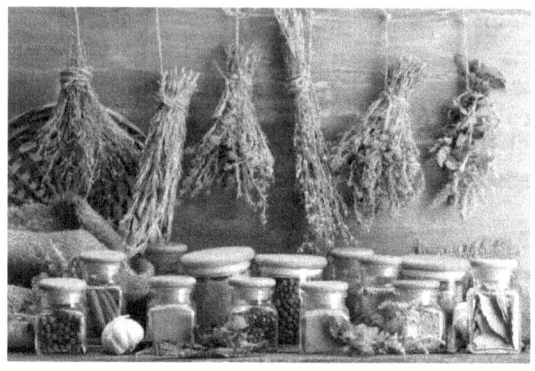

A questo punto occorre mettere il materiale essiccato in un sacchetto di carta, lasciando fuoriuscire gli steli e legando ad essi il sacchetto a cui verranno applicati dei piccoli fori per consentire un'ulteriore continuazione del processo di essiccazione della durata di **due settimane.**

Fatto ciò, i sacchetti vanno appesi e tenuti in ambiente fresco e ventilato, lontano dalla luce del sole.

Particolarmente indicate a questo scopo sono **soffitte e cantine,** che spesso presentano le condizioni ottimali per ottenere un'eccellente essiccazione.

Terminata del tutto la fase di essiccazione, occorre **separare le foglie ed i fiori dagli steli**; gli steli verranno gettati via, foglie e fiori verranno triturati.

Qualora si volesse utilizzarli per **infusi dal sapore più deciso,** foglie e fiori essiccati possono anche essere conservati interi.

La **conservazione** delle piante oppure delle erbe essiccate deve avvenire **preferibilmente** in **contenitori di vetro** con tappo ma anche in contenitori di plastica oppure in buste sottovuoto.

Essiccazione in forno: per alcune piante medicinali ed erbe aromatiche, come ad esempio la citronella e la menta piperita, il processo di essiccazione in forno è addirittura obbligatorio in quanto hanno un **alto tasso di umidità** e tentarle di essiccarle all'aria aperta comporterebbe il sopraggiungere di muffe.

Il **forno** per l'essiccazione deve essere impostato su una temperatura che va dai 60°C ai 90°C.

Piante medicinali ed erbe aromatiche non vanno **assolutamente inserite a forno acceso** ma basterà riscaldare il forno ad una temperatura più bassa **circa venti minuti prima** e **poi** introdurle e lasciarle fino ad avvenuta essiccazione.

Fondamentale è evitare di sottoporre il materiale da

essiccare ad un calore eccessivo, che non solo altererebbe il sapore del prodotto finale ma finirebbe con l'ucciderne i principi attivi.

Altra raccomandazione è quella di utilizzare vassoi diversi per ogni prodotto per evitare di confonderli ad essiccazione avvenuta. Infatti piante medicinali ed erbe aromatiche tendono ad assomigliarsi molto una volta essiccate e potrebbe risultare **pericoloso,** al momento dell'uso, confondere i prodotti essiccati.

L'essiccazione tramite deumidificatore alimentare è un metodo molto preferito per la velocità nell'ottenere il risultato richiesto e nei casi in cui occorra essiccare una grande quantità di prodotto vegetale. Per procedere con questo metodo occorre semplicemente **disporre le erbe sulla griglia di aerazione.**

Ognuno deve tenere presente che la **resa del prodotto essiccato**, rispetto a quello fresco, è **nettamente inferiore**, basti pensare che in molti casi da 1kg di prodotto fresco si ricavano circa 150g di prodotto essiccato.

- **Differenze tra i vari preparati derivanti dalle piante medicinali e delle erbe aromatiche**

Per riuscire a servirsi al meglio dei principi attivi delle piante medicinali e delle erbe aromatiche è opportuno liberarli dalle cellule che li contengono in natura utilizzando il giusto solvente, per questo si parla di **estratti** e delle loro diverse tipologie: gli **estratti acquosi** e gli **estratti idroalcolici.**

Gli **estratti acquosi** si ottengono utilizzando della semplice acqua come solvente ed a loro volta si suddividono in **infusi** e **decotti**.

L'infuso è detto anche **tisana** e si ottiene versando acqua bollente sul prodotto fresco oppure essiccato, per poi coprire e lasciare a macerazione per circa 10 minuti, ricordandosi di agitare ogni tanto, per poi filtrare e consumare.

Il prodotto, specie quello essiccato, può anche essere racchiuso in un sacchetto di stoffa sottile oppure di garza prima che vi sia versata sopra l'acqua bollente, a modo degli infusi confezionati in bustine che si trovano in commercio.

L'infuso è consigliabile per quelle parti vegetali aromatiche e che rilasciano con facilità i propri principi attivi, come i fiori, le foglie, le gemme.

Il **decotto** si ottiene inserendo il prodotto fresco oppure essiccato in acqua **già bollente,** si copre **e si lascia continuare l'ebollizione** fino ad un rilascio ideale dei principi attivi. Si filtra e si consuma.

Il decotto è consigliabile per quelle parti vegetali legnose e poco permeabili come le cortecce, i fusti, le radici.

Gli **estratti idroalcolici** si ottengono lasciando macerare il prodotto fresco oppure essiccato, **sempre** tagliato oppure sminuzzato, a freddo oppure a caldo, in una soluzione idroalcolica formata dalla miscela di acqua ed alcol etilico a 95°

La variabile tra acqua ed alcol varia a seconda del prodotto utilizzato ed in genere oscilla tra i 30° ed i 70°.

A seconda che le parti vegetali siano più solubili oppure meno solubili in semplice acqua è richiesto un grado alcolemico più basso oppure più alto.

Nel caso in cui si prepari un estratto idroalcolico

utilizzando del prodotto fresco, occorre tenere in considerazione anche la quantità di acqua che in natura è presente nel vegetale.

Agli estratti idroalcolici appartengono le **tinture** e gli **estratti molli.**

Le **tinture** sono dette anche **alcolati** e si ottengono facendo macerare il prodotto sminuzzato oppure

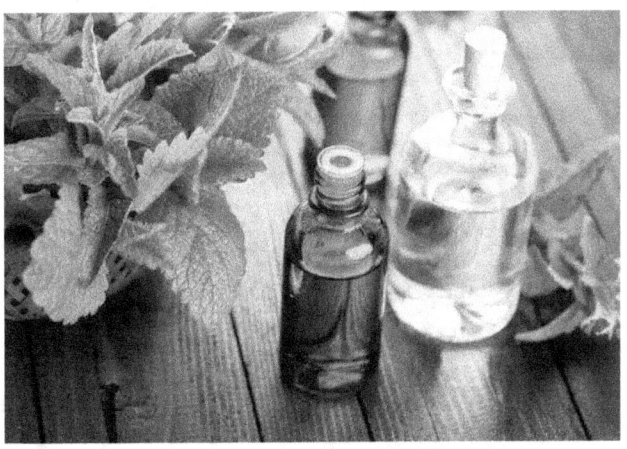

polverizzato in alcol, per 4 oppure 5 giorni ed il tutto può avvenire sia a caldo che a freddo.

Successivamente, il prodotto messo a macerare si **sposta** in un nuovo recipiente con alcol e lo si lascia macerare per **altri** 4 oppure 5 giorni.

Infine si spreme il prodotto, si mescolano i due liquidi

utilizzati per la macerazione e si filtrano.

Le tinture delle sostanze più attive, come quelle estratte dai fiori e dalle foglie, si preparano con un rapporto di 1 a 10 tra la quantità di prodotto e quella di alcol (ad esempio: 100g di prodotto vanno macerati in 1000g di alcol); viceversa, le tinture delle sostanze meno attive come quelle estratte da cortecce e radici, si preparano con una proporzione di 1 a 5 ed in questo caso si ottiene la **tintura madre**, così chiamata perché la si utilizza come base per successive lavorazioni il cui scopo è ottenere estratti omeopatici.

Appartengono, di norma, agli estratti idroalcolici, anche gli **estratti fluidi**, ovvero soluzioni da cui si fa evaporare sottovuoto il solvente per ottenere un estratto che contenga **un grammo** di principio attivo della pianta medicinale utilizzata per **ogni grammo** di solvente, dunque in una proporzione principio attivo/solvente di 1/1.

Allo stesso modo dell'estratto fluido si può ottenere l'**estratto molle**, la differenza tra i due estratti sta nel fatto che, nel caso dell'estratto molle, occorre lasciare proseguire l'evaporazione sottovuoto del solvente finché non si ottiene una consistenza di tipo pastoso.

Se si lascia proseguire **ulteriormente** l'evaporazione sottovuoto dell'estratto molle, fino ad ottenere una polverizzazione del prodotto, si ottiene l'**estratto secco.**

• <u>**Gli olii essenziali e l'oleolito**</u>

L'**olio essenziale** è una sostanza estremamente potente e ad alto grado di dispersione nell'ambiente (volatilità) che si presenta come una sostanza liquida ed oleosa, dal colore variabile a seconda della pianta cui appartiene.

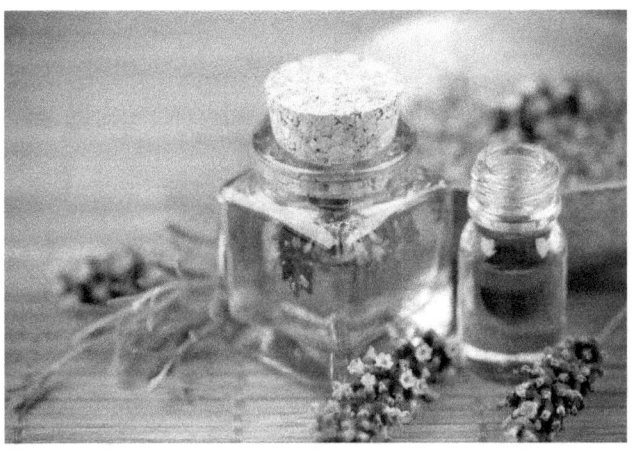

In natura viene prodotta dagli organi riproduttori delle piante e generalmente si estrae utilizzando la distillazione a vapore della pianta oppure di una delle sue parti.

L'olio essenziale costituisce a tutti gli effetti l'**essenza** della pianta, è un puro concentrato dei principi attivi della pianta da cui viene estratto e **non** contiene grassi, a differenza di quanto il suo nome possa lasciar credere.

Ci sono diversi metodi di estrazione dell'olio essenziale, ma molti richiedono macchinari industriali e quantità abnormi di prodotto vegetale da cui ricavarlo, per l'estrazione casalinga si può acquistare un **alambicco distillatore** che in commercio si trova a prezzi non eccessivamente elevati.

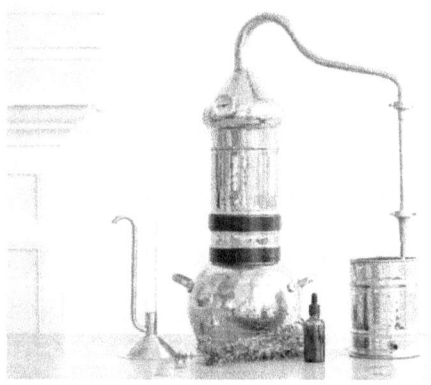

Tramite l'utilizzo dell'alambicco, si procede a quella che è definita **distillazione in corrente di vapore** con cui, tramite l'utilizzo del vapore, si separano gli olii dalla componente vegetale, **estraendoli.**

Per delle migliori capacità di filtraggio, è preferibile

l'utilizzo di un alambicco in rame.

Le diverse parti dell'alambicco sono:

la **caldaia**, ovvero la parte dove l'acqua è portata al punto di ebollizione per generare il vapore che *cattura* di fatto gli olii essenziali;

la **colonna filtro** è la componente posta sopra la caldaia, dove vengono introdotte le parti della pianta da cui si intende estrarre l'olio, il luogo dove avviene il passaggio del vapore attraverso le erbe ed il conseguente disfacimento della componente vegetale che rilascia gli aromi e l'olio;

la **precamera di raffreddamento** è la parte posta sopra la colonna filtro, in cui finisce il vapore intriso degli aromi volatili che viaggia poi verso il condensatore attraverso un beccuccio ed un tubicino;

il **sistema di raffreddamento** è la parte in cui il vapore si condensa e quindi ritorna allo stato liquido. Negli estrattori più elaborati è dotato di una spirale (detta *serpentina*) in cui circola aria fredda che non è però mai a diretto contatto con il vapore.

È da qui che il liquido cade in un contenitore, presentandosi come un miscuglio di acqua distillata aromatizzata ed olio essenziale.

L'olio, a causa del suo diverso peso specifico, si separa facilmente dall'acqua e si raccoglie attraverso un rubinetto.

Per quanto il meccanismo possa sembrare affascinante e forse anche semplice, è sempre raccomandabile documentarsi a dovere prima di utilizzare un estrattore di essenza, in quanto ve ne sono alcuni che possono contenere liquidi ad alta pressione.

L'**oleolito** invece si ottiene con la macerazione **a freddo** di piante medicinali ed erbe aromatiche in una base oleosa.

Gli olii usati come solvente per produrre gli oleoliti in genere sono l'olio di mandorle dolci, di girasole, di oliva e di vinaccioli.

In campo erboristico gli oleoliti vengono utilizzati in particolare per via esterna, anche per frizioni oppure massaggi: applicati sulla pelle vanno a costituire una pellicola oleosa sulla pelle, che può avere varie finalità:

emollienti, lenitive, antinfiammatorie e cicatrizzanti (come l'oleolita di iperico oppure di calendula), oppure ancora antinfiammatorie ed antireumatiche per massaggi sportivi (come l'oleolita di arnica).

PREPARAZIONE DI ALTRI PRODOTTI ERBORISTICI

Per un utilizzo più semplice dei principi attivi contenuti in piante medicinali ed erbe aromatiche si possono utilizzare determinati preparati che ne rendono standardizzata la quantità. Se si intende programmare un trattamento basato sulle proprie esigenze e si conduce una vita frenetica potrebbe risultare difficile trovare il tempo di preparare, ad esempio, un infuso e quindi si può procedere alla realizzazione di altri preparati che ci consentano di avere i principi attivi che ci occorrono sempre con noi.

Le **capsule,** dette anche **opèrcoli,** sono piccolissimi contenitori fatti di **gelatina vegetale** che vengono riempiti ed assemblati con estratti secchi **ridotti in polvere** ed **anche** da **piccole quantità** di olii essenziali. A livello industriale il procedimento avviene tramite apposito macchinario detto *opercolatrice* ma in commercio si trovano anche capsule vuote che si possono riempire con un certosino lavoro a mano. La cosa richiede tempo e pazienza ma ne vale la pena se si intende ottenere un prodotto che possiamo poi tranquillamente assumere in maniera subitanea.

Le **tavolette** e le **compresse** sono dei preparati dalla consistenza solida che si ottengono mediante la **compressione** dell'estratto secco. Perché il prodotto sia ottimale, la **superficie** deve essere regolare, liscia, non devono esserci slabbrature ai bordi, devono presentare un colore omogeneo e privo di macchie. Importantissima è pure la loro **resistenza all'usura** ma al tempo stesso la loro **disintegrabilità** che consenta al nostro sistema digerente di poterle demolire ed assorbirne i principi attivi contenuti. Perché gli estratti secchi possano assolvere al loro conto, non li si può comprimere singolarmente ma occorre aggiungere altre componenti come ad esempio lo **zucchero** per consentire un risultato di compattezza.

Gli **sciroppi** si preparano con una base ottenuta dallo scioglimento di **20 parti di zucchero in 10 parti di acqua** a cui poi vanno aggiunti gli estratti di piante medicinali ed erbe aromatiche contenenti i principi attivi desiderati.

• Come preparare tavolette e compresse

Miscelazione: la miscelazione è ovviamente il primo processo da attuare, mischiando gli estratti secchi contenenti i principi attivi desiderati, opportunamente polverizzati, al fine di ottenere una miscela **uniforme** e **senza differenze** di granulosità;

Impasto: si inumidiscono e, per l'appunto, si impastano le polveri miscelate con un liquido adatto, che può essere: semplice **acqua**, **sciroppo di zucchero, soluzione acquosa di amido e zucchero**.

Granulazione: detta *per via umida*, è il processo con cui l'impasto denso ed omogeneo viene passato attraverso un **setaccio** che può avere **dalle 25 alle 81 maglie per centimetro quadrato**, a seconda delle dimensioni che si intenda ottenere per le tavolette oppure per le compresse;

Essiccazione: quando si è ottenuto il granulato occorre **rapidamente** infornarlo ad una **temperatura massima di 80° C** finché l'essiccazione stessa non sarà avvenuta. Occorre precisare che l'essiccazione deve avvenire in tempi brevi per evitare il naturale sopraggiungere di processi di fermentazione che andrebbero ad alterare l'efficacia dei principi attivi;

Granulazione a secco: i granuli che hanno superato il processo di essiccazione devono essere **ulteriormente setacciati** e, **se si vuole**, in questa fase possono essere aggiunti anche olii essenziali;

Compressione: il granulato secco ed ulteriormente setacciato viene, in questa fase, **compresso**. Questa fase, in ambiente casalingo, può tranquillamente avvenire con l'utilizzo di uno schiacciapatate oppure uno schiaccia-aglio.

Terminato il tutto, occorre riporre le compresse in un contenitore **preferibilmente** in vetro e tenerlo lontano dalla luce diretta del sole, in luogo fresco e asciutto.

RICETTE PER PREPARARE INFUSI

Il metodo migliore nell'usufruire dei principi attivi delle piante medicinali e delle erbe aromatiche è di certo la preparazione di **infusi,** in cui le **tisane** la fanno da padrone.

Oltre ad essere molto facili (e perché no, anche divertenti da preparare), le tisane facilitano il godimento dei benefici offerti dai principi attivi del prodotto essiccato.

È **assolutamente sconsigliato** l'uso dello **zucchero** come dolcificante, perché contrasterebbe con le capacità di guarigione delle piante medicinali e delle erbe aromatiche; è **appropriato** invece l'utilizzo del **miele** come dolcificante.

Infusi contro l'insonnia:

Tisana alla menta

Ingredienti per 250ml:

1 cucchiaino di passiflora;

mezzo cucchiaino di menta;

mezzo cucchiaino di melissa.

Questa tisana, in genere, **assicura un sonno pesante e senza sogni.**

Tisana alla valeriana

Ingredienti per 250ml di prodotto:

1 cucchiaino di melissa;

1 cucchiaino di valeriana.

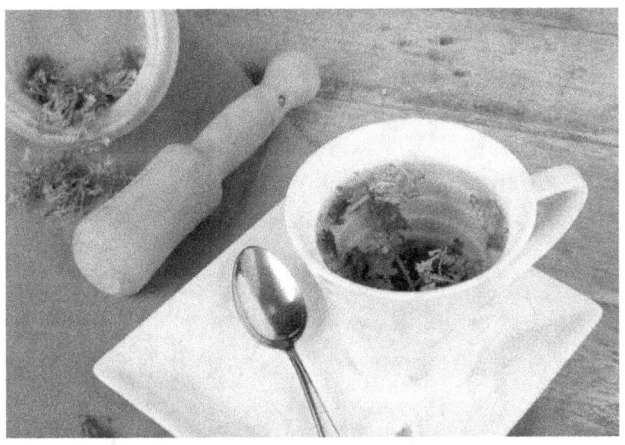

- Tisana alla passiflora

Ingredienti per 250ml di prodotto:

1 cucchiaino di camomilla;

1 cucchiaino di passiflora;

mezzo cucchiaino di luppolo.

Tisana al biancospino

Ingredienti per 250ml di prodotto:

1 cucchiaino di camomilla;

1 cucchiaino di bianco;

mezzo cucchiaino di tiglio.

Tisana all'anice

Ingredienti per 250ml di prodotto:

mezzo cucchiaino di biancospino;

mezzo cucchiaino di tiglio;

1 cucchiaino di anice.

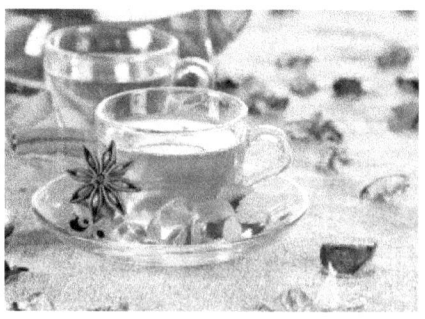

Tisana alla lavanda

Ingredienti per 250ml di prodotto:

1 cucchiaino di lavanda;

mezzo cucchiaino di biancospino;

mezzo cucchiaino di tiglio.

Infuso contro l'artrite

Ingredienti per 250ml di prodotto:

1 cucchiaino di zenzero;

mezzo cucchiaino di curcuma;

1 cucchiaino di rosmarino.

Occorre consumarne **almeno una tazza al giorno,** preferibilmente al mattino.

Questi tre ingredienti combattono l'infiammazione che è a causa dell'artrite.

Infusi contro i disturbi allo stomaco:

Tisana alla liquirizia

Ingredienti per 250ml di prodotto:

mezzo cucchiaino di zenzero;

1 cucchiaino di menta;

mezzo cucchiaino di basilico

1 cucchiaino di radice di liquirizia.

Questo infuso agisce **anche** contro i dolori preparto e favorisce la digestione.

Aiuta a ridurre gli spasmi all'addome e riduce il gonfiore.

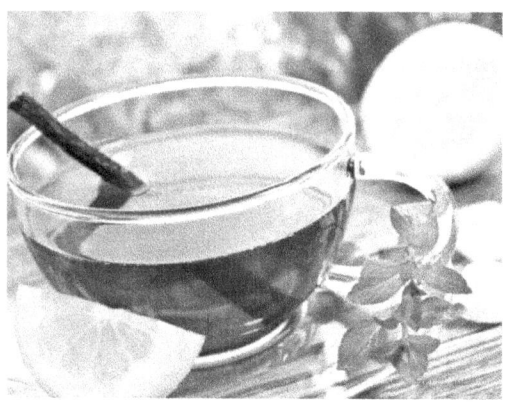

Tisana all'anice stellato

Ingredienti per 250ml di prodotto:

1 cucchiaino di frutti essiccati di anice stellato;

1 cucchiaino di frutti essiccati di anice verde;

mezzo cucchiaino di foglie di santoreggia.

Tisana all'altea

Ingredienti per 250ml di prodotto:

1 cucchiaino di camomilla;

1 cucchiaino di radice di liquirizia;

Mezzo cucchiaino di altea;

Mezzo cucchiaino di melissa.

Consigliabile berne due tazze al giorno, dopo pranzo e cena.

Tisana di mela e cannella

Ingredienti per 250ml di prodotto:

Mezza mela;

1 stecca di cannella;

1 cucchiaino di cannella in polvere;

1 fettina di zenzero.

Infusi contro l'influenza

Tisana alla salvia

Ingredienti per 250ml di prodotto:

Mezzo cucchiaino di zenzero;

1 cucchiaino di salvia;

mezzo cucchiaino di citronella;

1 cucchiaino di citronella

Lo zenzero combatte i problemi di stomaco, tradizionale sintomo influenzale, la salvia rafforza il sistema immunitario e combatte le infezioni batteriche, la cannella funge da decongestionante per le vie nasali e la citronella è il più importante avversario naturale di febbre e tosse.

Tisana al partenio

Ingredienti per 250ml di prodotto:

2 cucchiaini di partenio;

1 cucchiaino di citronella;

1 cucchiaino di menta piperita;

mezzo cucchiaino di salice bianco.

Il partenio offre un rimedio immediato e naturale contro la febbre, la citronella aggiusta un po' il sapore e contribuisce alla guarigione, la menta piperita offre ristoro allo stomaco e porta ad un sonno ristoratore, il salice bianco dona sollievo dai dolori abbassando la febbre che ne è motivazione.

Tisana al corbezzolo

Ingredienti per 250ml:

1 cucchiaino di echinacea;

1 cucchiaino di fiori di corbezzolo;

mezzo cucchiaino di malva.

L'echinacea è una fonte di adamantine difese immunitarie e previene i malanni invernali, il corbezzolo combatte gli stati febbrili e la malva ha un'eccellente funzione espettorante con cui scioglie ed aiuta ad espellere il muco.

È consigliabile assumere questa tisana due volte al giorno, al mattino ed alla sera.

LE POMATE

Per pomata si intende una preparazione di consistenza semisolida per **uso esterno**, ideata per essere applicata su pelle sana oppure superfici mucose allo scopo di permettere la penetrazione di principi attivi attraverso la pelle, detta penetrazione transdermica, nonché ottenere un'azione protettiva oppure emolliente.

In genere alla base delle pomate c'è una componente semplice come ad esempio l'olio di vaselina oppure il grasso animale in cui vengono disciolti i proncipi attivi desiderati.

A seconda della loro composizione, le pomate vengono suddivise in:

Unguenti, che sono costituiti da una base povera di acqua (detta quindi anidra in gergo tecnico) ed una maggiore componente di sostanze grasse e linfatiche.

A causa di questa loro peculiarità, sono particolarmente indicati nella cura di tutti i casi di **secchezza cutanea** mentre, sempre a causa della loro composizione particolarmente grassa, se ne sconsiglia vivamente l'uso in caso di **infiammazione cutanea**.

L'unguento **non viene** assorbito dalla pelle ma vi crea una pellicola dalla consistenza molto untuosa e difficile da spalmare, divenendo di fatto uno strato sdiposo (grasso) protettivo e dall'effetto **emolliente**.

Creme, che sono composte da una parte acquosa e da una parte adiposa.

A seconda della prevalenza dell'una oppure dell'altra componente, le creme possono essere **idrofile** oppure **lipofile**.

Le **creme idrofile** sono quelle creme a maggiore contenuto di componente acquosa e sono utilizzate come **veicolo** per i principi attivi, grazie al loro elevato indice di assorbibilità da parte della pelle.

Alla base delle creme idrofile generalmente ci sono la vaselina, la sugna, il burro di cacao, olio di fegato di merluzzo, olio di argan, olio di jojoba, olio di semi di girasole ed olio di oliva.

È opportuno precisare che le basi per le creme idrofile risultano di facile reperibilità ma presentano aspetti negativi, specie nel caso dei grassi animali, come ad esempio la sugna, come il cattivo odore e l'eccessiva untuosità.

Le **creme lipofile** sono quelle creme a maggiore contenuto adiposo e risultano più untuose al tatto.

Tra le diverse basi delle creme lipofile la più utilizzata è la lanolina.

In genere vengono adoperate per preparati la cui **funzione è quella di rimanere sulla superficie cutanea**, come ad esempio le creme solari e le creme lubrificanti.

COME PREPARARE UNGUENTI E CREME

In commercio sono disponibili numerose creme basi per la preparazione di pomate in casa, a cui poi aggiungere il principio attivo desiderato, ma si può anche partire da zero mettendo in conto la seria probabilità di errori e fallimenti per i neofiti.

Le **raccomandazioni** degli esperti sono fondamentali e riguardano innanzitutto la **pulizia dell'ambiente di preparazione** e, soprattutto, degli **utensili e dei recipienti** che debbono primariamente essere sterilizzati in acqua bollente.

Occorre inoltre tenere presente che è preferibile, per la conservazione, recipienti in **vetro scuro** piuttosto che trasparente. Occorre poi proteggersi con **guanti e presine** per evitare scottature con grassi ed olii portati a scioglimento (terribili!), preferire l'utilizzo di **acqua imbottigliata leggermente mineralizzata** piuttosto che quella di rubinetto

Prima di iniziare, un piccolo trucco: per verificare la

consistenza dell'unguento oppure della crema è opportuno, durante la preparazione, lasciare cadere su un piatto freddo alcune gocce del composto; se rimane troppo morbido occorre aggiungere un altro po' di componente grassa, se diventa troppo denso si deve aggiungere un'altra quantità di acqua oppure di olio.

Come preparare gli unguenti: la **base** che farà da veicolo oppure da *contenitore* del principio attivo si prepara facendo sciogliere la componente grassosa all'interno di un pentolino. A questo scopo si possono utilizzare **grassi animali** come la sugna, il grasso di gallina, ecc. che possono essere fatti sciogliere da soli **oppure** aggiungendovi una parte di olio, tra i più gettonati c'è il buon vecchio olio di oliva oppure l'olio di mandorle dolci.

Una volta che la componente base è stata portata a scioglimento vi si possono aggiungere gli **estratti vegetali** continuando a scaldare il tutto **a fuoco lento** e senza smettere di mescolare **per 10 minuti circa.**

Successivamente il liquido ottenuto dalla cottura si filtra con una garza sterile oppure un canovaccio e lo si pone in contenitori che preferibilmente devono essere di vetro e si lascia raffreddare.

Si noterà che, a processo ultimato, otterremo un composto di consistenza solida oppure semisolida.

Come preparare le creme: per quanto riguarda le creme, **oltre** alla base oleosa è opportuno utilizzare una determinata quantità di acqua ed una base acquosa come ad esempio la glicerina.

Nella preparazione di creme è importante **evitare** che la componente oleosa e quella acquosa si separino, è bene dunque utilizzare un mixer ad immersione normalmente usato in cucina.

La preparazione di una crema a **prevalenza di componente oleosa** prevede lo scioglimento di 150g di base grassa a bagnomaria in un recipiente di vetro a cui vanno aggiunti 70g di glicerina ed 80ml di acqua, sempre mescolando con energia.

Fatto questo, si aggiungono gli estratti vegetali, si mescola e si lascia sobbollire a fuoco lento e sempre a bagnomaria per alcune decine di minuti.

Tutto verrà poi filtrato e si continuerà a mescolare **lontano dalla fiamma** finché non si sarà raffreddato raggiungendo la consistenza di una crema.

Una volta che tutto si sarà raffreddato ed addensato, occorre invasare in vetro avendo cura di mettere prima la crema intorno alle pareti del recipiente e poi riempirlo dal fondo all'orlo.

Estratti vegetali più utilizzati nella realizzazione di pomate

Tagli, bruciature solari e disturbi circolatori venosi ovvero **vene varicose, flebiti, emorroidi** e **piaghe da decubito** si utilizzano estratti di **calendula** e di **iperico** la cui applicazione cutanea accelera la cicatrizzazione e combatte l'infiammazione nonché l'infezione da batteri stafilococchi;

Gambe pesanti e **capillari fragili:** si utilizzano estratti di **ippocastano, centella** ed **amamelide** le cui proprietà sono quelle di migliorare il tono venoso, riduzione della permeabilità capillare, rimozione degli agglomerati di liquidi negli spazi interstiziali tra i vasi sanguigni (tramite *azione antiedemigena*) con conseguente aumento di qualità della circolazione e sollievo a questi disturbi;

Contusioni e **reumatismi**: si utilizzano estratti di **arnica montana, salice, uncaria** e **spirea** a causa delle proprietà antinfiammatorie, antiedematose, analgesiche, e antitraumatiche che vantano i loro principi attivi.

L SIERO

Il siero è un **fluido non grasso di facile assorbimento per la pelle** utilizzato come **cosmetico** per la sua elevata concentrazione di principi attivi ed ha una **funzione potenziante** delle creme che si applicano **successivamente** ad esso.

Il siero costituisce un'importante **barriera** per la pelle e deve essere scelto in base alle caratteristiche della propria epidermide, oltre che per l'effetto desiderato.

A differenza della crema, che si occupa dell'idratazione e della nutrizione della pelle, il siero è un elemento che ne specializza l'effetto poiché si concentra su problematiche quali rughe, macchie, luminosità e colorito.

In genere ne bastano poche gocce e non occorre un eccessivo atto massaggiante, questo sia per quanto riguarda l'elevata assorbibilità da parte della pelle che per quanto riguarda il bisogno di non rompere le sue fragili molecole, che in questo modo vanno ad agire in maniera immediata una volta applicate sulla pelle, con un'eccessiva manipolazione.

LE PRINCIPALI COMPONENTI DEI SIERI

L a componente più diffusa nei sieri è certamente **l'acido ialuronico**, adatto a tutti i tipi di pelle.

L'acido ialuronico è un carboidrato composto dall'unione di più zuccheri semplici, detto quindi *polisaccaride*, sfruttato per la sua capacità di creare un effetto ringiovanimento, detto *effetto lifting*, sulla zona cutanea alla quale viene applicato.

È **efficace per idratare, rendere elastica** e **prevenire le rughe.**

Il **collagene** poi è una proteina del tessuto cutaneo, in grado di rendere tonica ed elastica la pelle.

Tuttavia, con l'avanzare naturale dell'età, il nostro organismo ne produce sempre di meno ed è dunque importante integrare il collagene con l'utilizzo di sieri e crema che lo contengono.

La **vitamina A** è presente nei sieri sotto forma, quasi sempre, di **retinolo** che è una sostanza dalla facile solubilità negli olii e nei grassi.

Ha azione di **stimolante** per la pelle nella produzione di collagene ed elastina. Efficacemente adoperata come **antiacne, antirughe** e **anti-macchie** della pelle.

La **vitamina C** è utilizzata nei sieri per via delle sue capacità nel **rallentare** i segni dell'invecchiamento cutaneo dovuti al naturale scorrere del tempo.

Occorre precisare, però, che la vitamina C presente nei sieri sotto forma di **acido ascorbico** può risultare irritante per molti soggetti e quindi viene sostituita con alcuni **derivati** meno aggressivi.

La vitamina C **previene** la formazione delle rughe ed **assottiglia** le rughe presenti, **favorisce** la creazione di collagene, **illumina** la pelle e schiarisce le macchie cutanee, **mantiene** un adeguato grado di elasticità della pelle.

La **vitamina E** viene usata nei sieri a causa delle sue proprietà **idratanti, rasspdanti** ed **anti-invecchiamento**.

Inoltre la vitamina E **favorisce** il processo di **riparazione** delle cellule ed **attenua l'infiammazione** provocata dall'acne che porta rossore nelle pelli giovani.

• I diversi tipi di siero

Sono:

Antiossidanti ricchi di **vitamina A**, **vitamina C** e **vitamina E**, che proteggono la pelle dai danni causati dai raggi ultravioletti per elevata esposizione al sole, dall'inquinamento, dal fumo e dai radicali liberi;

Antirughe che sono ricchi di **collagene, acido ialuronico,** fattori di crescita. Sono indicati per le **pelli mature** e combattono la formazione di macchie cutanee, rendono elastica e rimpolpano la pelle, donano luminosità;

Illuminanti e **antiocchiaie** che contengono **sostanze esfolianti, resveratrolo** e **retinoidi.** Questi sieri contrastano l'opacità della pelle e favoriscono il rinnovo cellulare;

Sieri per **pelli secche** che contengono **zinco, fattori di crescita** e **sostanze idratanti.** Sono sieri mirati ad intervenire su pelli aride per cui è richiesta un'idratazione profonda e che questi sieri conferiscono intervenendo **associati** all'utilizzo di creme mirate;

Sieri per **pelli grasse** e tendenti alla manifestazione di

acne, ricchi di **vitamina E** e **retinoidi** con funzioni antiossidanti e stimolanti del rinnovamento cellulare delle **pelli giovani;**

Sieri per il **contorno occhi** ricchi di **collagene, acido ialuronico, vitamine antiossidanti, sostanze illuminanti** i quali intervengono sugli inestetismi della zona cutanea intorno agli occhi (detta *periorbitale*), particolarmente sottile e sensibile.

Come preparare i sieri, le ricette

Prima di passare alle preparazioni occorre precisare che, per realizzare i sieri, occorre semplicemente miscelare gli ingredienti nelle dosi indicate e di mescolare oppure agitare il contenitore ogni volta che si aggiunge un ingrediente.

Una volta terminata la preparazione, è consigliabile conservare in contenitori chiusi di vetro, lontano dalla luce diretta e da fonti di calore.

Sieri antiossidanti

Siero all'estratto di melograno

Ingredienti per 100ml di prodotto:

25ml di olio extravergine di oliva;

25ml di olio di sesamo, ricco di *sesamolo* che è un potente antiossidante;

25ml di olio essenziale di jojoba, un concentrato naturale di vitamina E;

25ml di olio essenziale di melograno, ricavato dai **semi di melograno** e che contiene numerosi composti antiossidanti.

Da utilizzarsi subito dopo la crema idratante oppure anche miscelandolo ad essa. Particolarmente indicato nei mesi più caldi dell'anno.

Siero all'estratto di vinaccioli

Ingredienti per 100ml di prodotto:

25ml di olio extravergine di oliva;

25ml di olio di jojoba;

25ml di olio di argan, ricco di vitamina A e vitamina E;

25ml di olio di vinaccioli, ricavato dai **semi degli acini d'uva,** la cui azione antiossidante protegge dall'invecchiamento precoce, dagli agenti atmosferici e dai radicali liberi con aggiunta capacità astringente, rassodante e stimolante per la circolazione.

Siero all'estratto di calendula

Ingredienti per 100ml di prodotto:

25ml di olio extravergine di oliva;

25ml di olio di rosmarino;

25ml di olio di biancospino;

25ml di olio di calendula, per le sue proprietà emollienti, lenitive, calmanti, antinfiammatorie e cicatrizzanti.

È opportuno l'uso di questo siero sulle pelli più sensibili.

Sieri antirughe

Siero all'olio essenziale di lavanda

Ingredienti per 100ml di prodotto:

25ml di olio di jojoba;

25ml di olio di rosa mosqueta, ricco di vitamina A e vitamina E;

25ml di olio di geranio, ottimo tonificante naturale che

riduce le rughe e tonifica la pelle del viso;

25ml di olio di lavanda, che combatte incredibilmente le rughe grazie alla sua azione antiossidante.

Siero all'olio di rosa canina

Ingredienti per 100ml di prodotto:

25ml di olio extravergine di oliva;

25ml di olio di argan;

25ml di olio di jojoba;

25ml di olio di rosa canina, i cui principi attivi sono portentosi nell'operato di rigenerazione della pelle.

Siero all'estratto di uva rossa

Ingredienti per 100ml di prodotto

25ml di olio extravergine di oliva;

25ml di olio di argan;

25ml di olio di jojoba;

25ml di estratto di uva rossa, dall'alto contenuto di **flavonoidi**, che contrastano gli effetti dei radicali liberi.

È opportuno utilizzare questo siero sempre come **integrazione** ad ina crema mirata, con applicazione sia mattutina che serale.

Sieri illuminanti ed antiocchiaie

Siero all'olio di cocco

Ingredienti per 100ml di prodotto:

25ml di olio extravergine di oliva;

25ml di olio di jojoba;

25ml di olio di argan;

25ml di olio di cocco, magnifico alleato per le sue proprietà idratanti, antiossidanti ed anti-age.

Siero all'estratto di camomilla

Ingredienti per 100ml di prodotto:

25ml di olio extravergine di oliva;

25ml di olio di argan;

25ml di olio di jojoba;

25ml di estratto di camomilla, che contiene sostanze **lenitive** ed **addolcenti** che proteggono l'equilibrio idrico ed adiposo del **contorno occhi** e che hanno effetti eccezionali contro le **occhiaie.**

Siero all'estratto di tarassaco

Ingredienti per 100ml di prodotto:

25ml di olio extravergine di oliva;

25ml di olio di argan;

25ml di olio di jojoba;

25ml di olio di tarassaco, ricco di **mucillagini, tannini e flavonoidi** che hanno effetti rinfrescanti e revitalizzanti.

Sieri per pelli secche

Siero all'estratto di gardenia

Ingredienti per 100ml di prodotto:

25ml di olio extravergine di oliva;

25ml di olio di argan;

25ml di olio di jojoba;

25ml di estratto di gardenia, detto **tiarè**, con importanti funzioni **idratanti e nutrienti** grazie al suo elevato contenuto di acidi grassi.

Da applicarsi al mattino **prima** della crema idratante e la sera **dopo** accurata pulizia del viso.

Siero all'estratto di rosa damascena

Ingredienti per 100ml di prodotto:

25ml di olio extravergine di oliva;

25ml di olio di argan;

25ml di olio di jojoba;

25ml di olio di rosa damascena, particolarmente indicata per rimediare alla **secchezza delle pelli più sensibili,** ricchissimo di **flavonoidi.**

Siero all'estratto di nocciola

Ingredienti per 100ml di prodotto:

25ml di olio extravergine di oliva;

25ml di olio di argan;

25ml di olio di jojoba;

25ml di olio di nocciola, purissimo concentrato di **vitamina E.**

<u>Sieri per pelli grasse</u>

Siero all'estratto di salice bianco

Ingredienti per 100ml di prodotto:

25ml di olio extravergine di oliva;

25ml di olio di argan;

25ml di olio di jojoba;

25ml di olio di salice bianco, estratto dalla **corteccia,** magnifico per **regolarizzare** la produzione di sebo della pelle e per la **diminuzione dei pori dilatati**.

Siero all'estratto di limone

Ingredienti per 100ml di prodotto:

25ml di olio extravergine di oliva;

25ml di olio di argan;

25ml di olio di jojoba;

25ml di olio essenziale di limone, che si ottiene dalla semplice **spremitura a freddo della scorza** e che è un autentico toccasana per la pelle grassa grazie ai suoi effetti **astringenti, antinfiammatori ed antibatterici.**

Siero all'estratto di thè verde

Ingredienti per 100ml di prodotto:

25ml di olio extravergine di oliva;

25ml di olio di argan;

25ml di olio di jojoba;

25ml di olio di thè verde, ottenuto dalle sue **foglie,** ricco di **polifenoli** miracolosi per regolarizzare la produzione di sebo della pelle.

• **Sieri per contorno occhi**

Siero all'olio di pompelmo

Ingredienti per 100ml di prodotto:

25ml di olio extravergine di oliva;

25ml di olio di argan;

25ml di olio di jojoba;

25ml di olio essenziale di pompelmo, che si ricava dalla **macerazione dei semi e della polpa privata del succo,** vanta magnifiche proprietà vitaminiche per la pelle.

Siero all'olio di malva

Ingredienti per 100ml di prodotto:

25ml di olio extravergine di oliva;

25ml di olio di argan;

25ml di olio di jojoba;

25ml di olio essenziale di malva, ricavato **dai fiori** e **dalle foglie** ricchissimi di **mucillagini** e quindi dotati di proprietà **emollienti** ed **antinfiammatorrie.**

Siero all'estratto di mandorle dolci

Ingredienti per 100ml di prodotto:

25ml di olio extravergine di oliva;

25ml di olio di argan;

25ml di olio di jojoba;

25ml di olio di mandorle dolci, ottenuto con la semplice **spremitura a freddo** del seme, particolarmente per la cura del **contorno occhi di pelli secche.**

COME COLTIVARE PIANTE MEDICINALI ED ERBE AROMATICHE FACILMENTE IN CASA

Se pensiamo di **coltivare** in casa piante medicinali ed erbe aromatiche per avere sempre a disposizione quelle che più si adattano alle nostre esigenze, occorre tenere presenti diversi fattori che verranno subito esplicati.

• Il terreno

Il terreno più adatto alle piante medicinali ed alle erbe aromatiche è un terreno **leggermente acido** e ad alto contenuto di **sostanze nutritive.**

Nel caso in cui la coltivazione avvenga in vaso, è bene sapere che in commercio si trovano facilmente **terreni confezionati** con descrizione in etichetta di facile consultazione, reperibili tranquillamente nei supermercati.

• Il drenaggio

Piante medicinali ed erbe aromatiche **temono** i ristagni di acqua.

In eccessivo accumulamento di acqua potrebbe portare infatti il vegetale a rendere prodotti dal profumo meno intenso se non addirittura a **marcire.** In commercio si trovano dei vasi con il **fondo forato** a cui è buona norma aggiungere una base di ghiaia oppure di argilla espansa.

• Il vaso

Naturalmente si possono scegliere vasi singoli ma nulla esclude l'utilizzo di **fioriere** che però debbono essere di **almeno** 50cm di lunghezza e 20cm di larghezza.

In genere tutte le piante sono adatte a condividere il vaso con altre diverse da loro ed anzi la convivenza è spesso **consigliabile** per permettere loro di essere più rigogliose e proteggersi a vicenda contro insetti e parassiti.

Per quanto riguarda le piante medicinali e le erbe aromatiche che in natura sono catalogate come **infestanti,** però, è **regola inviolabile** che siano invasate da sole perché le loro radici potrebbero espandersi in maniera occlusiva nei confronti di quelle delle compagne; questo è quanto accade ad esempio con la **menta**.

• L'acqua

La quantità di acqua con cui innaffiare le nostre piante medicinali ed erbe aromatiche è l'elemento di più difficile constatazione, in quanto **se poco innaffiate** le piante appassiscono i propri fiori e le proprie foglie mentre **se innaffiate troppo** esse marciscono. È bene innaffiare le nostre piante in maniera regolare, molto meglio se al mattino oppure alla sera, in particolare nei mesi più caldi dell'anno.

Quando le temperature **superano** i 25° è regola innaffiare tutti i giorni, ma è bene in ogni caso tastare il terreno con le mani: nel caso in cui risulti umido, si può attendere ancora un po' prima di innaffiare.

• L'esposizione

L'esposizione è un altro elemento di primaria importanza per avere piante forti e sane.

La giusta quantità di luce **dipende dal tipo di pianta**; ad esempio le **erbe aromatiche** richiedono luoghi molto soleggiati.

Regola generale vuole di **evitare** un'esposizione delle piante medicinali e delle erbe aromatiche **verso nord e nelle zone ventose**.

In caso di clima mite, le nostre piante officinali possono anche permanere all'aperto, in inverno è ottima cosa portarle all'interno **oppure** coprirle con dei teli appositi che si trovano in commercio, a meno che non siano **piante perenni** con cui questi accorgimenti sono superflui.

Le piante vanno posizionate in luogo riparato, a **stretta vicinanza con il muro**, che regola gradatamente la temperatura sia in inverno che in estate.

• Il raccolto

Il **raccolto**, che è il senso vero e proprio della coltivazione, deve essere effettuato nei **tempi** e con i **metodi** giusti.

La regola dice che è opportuno effettuare il raccolto **prima** che la pianta officinale fiorisca datosi che, come già spiegato precedentemente, è questo il momento in cui le foglie ed i boccioli dei fiori sono più ricchi di olio essenziale e quindi i principi attivi del vegetale sono più operativi.

È ovvio che non tutte le piante officinali fioriscono nello stesso periodo e, per avere illustrazione opportuna in merito, si rimanda al capitolo dedicato.

Se il raccolto avviene **dopo** la fioritura, si avrà senz'altro una resa maggiore di prodotto ma il tutto andrà poi a depotenziare l'efficacia.

Inoltre, un buon raccolto è dato anche dal **momento della giornata** in cui esso avviene: è buona regola effettuare il nostro raccolto di **mattina** in quanto le foglie non hanno ancora assorbito troppa luce solare e quindi sono perfettamente idratate.

Altro momento per un raccolto propizio è quello **subito dopo il tramonto,** quando la pianta si è **reidratata** a dovere.

In ogni caso, occorre **evitare** che il raccolto avvenga a **mezzogiorno** e nel **pomeriggio,** specie nei mesi più caldi dell'anno.

Lo scopo della coltivazione casalinga risiede proprio nell'avere garantiti aroma, gusto ed efficacia del prodotto grazie anche alla consapevolezza di quando sia stato effettuato il raccolto.

Il **taglio** finalizzato al raccolto è un'altra pratica che deve avvenire nel giusto modo, partendo dagli **attrezzi.**

Per tagliare le piante in vista del raccolto, occorre utilizzare un **coltello tagliente** oppure delle **forbici per potatura**, particolarmente adatte a recidere **ramoscelli** e **steli** piuttosto doppi molto presenti negli esemplari di piante più anziane.

Una volta effettuato il taglio, occorre **scuotere delicatamente** la parte recisa, al fine di scacciare la presenza di eventuali insetti.

Per la rimozione delle foglie più danneggiate e più vecchie è opportuno utilizzare anche una lente di ingrandimento.

La **pulizia** dopo il raccolto è probabilmente la sua parte più importante.

Preferibilmente, occorre lavare il raccolto con **acqua fredda**, per poi asciugare le piante officinali tamponandole con un panno asciutto oppure dei tovaglioli.

È opportuno **rimuovere tutta l'acqua** che riusciamo a vedere ad occhio nudo, altrimenti rischiamo seriamente di fare **ammuffire** il tutto durante l'essiccazione.

Dopo avere fatto questo, occorre depositare il tutto su una tovaglia oppure un panno di carta, **evitando** di sovrapporre foglie e fiori, lasciare il tutto all'aperto per permettergli di asciugare ancora un po' e poi procedere al processo di essiccazione.

Dopo l'essiccazione è opportuno **macinare** piante medicinali ed erbe aromatiche per consentire loro di liberare a dovere i propri principi attivi e quindi assicurarci il migliore dei risultati.

Una volta compiuta l'essiccazione, macinare il prodotto non è difficoltoso; naturalmente non per tutti i vegetali è la stessa cosa ma è sufficiente avvalersi di un mortaio oppure di un pestello.

Per quanto riguarda le **tinture**, è opportuno aggiungere che in merito alla loro conservazione è ottima norma agitare ben bene il contenitore **almeno una volta al giorno** per permettere alla componenti vegetali di rilasciare a dovere i loro principi attivi ed ottenere dei risultati ottimali.

Se si sta preparando una tintura a base di **più erbe** è buona cosa ricorfare di utilizzarne sempre una come ingrediente principale per l'effetto che si intende ottenere.

Rispetto a piante medicinali ed erbe aromatiche essiccate, la tintura è molto meno sensibile all'umidità ed alla luce e per questo motivo è molto improbabile che marcisca.

Nel caso in cui ci si accorga che il nostro prodotto essiccato stia per andare a male oppure se ha superato il termine di sei mesi consentiti per l'utilizzo, non necessariamente occorre gettare via tutto.

In questo caso, se non possiamo più ricavarne infusi oppure decotti, è bene utilizzare il tutto per la preparazione di pomate, tinture oppure olio essenziale per evitare sprechi.

L'essiccazione a cui si sono sottoposti i prodotti del raccolto (selvatico oppure casalingo che sia) ha richiesto del tempo e della fatica, sia pure minima, quindi è un bene cercare di non gettare via niente **anche per** manifestare il massimo rispetto di quanto ci dona la natura, uno degli scopi dell'erboristeria.

Nel momento in cui, però, si hanno **dubbi sulla commestibilità** di un prodotto essiccato è sempre bene **non rischiare** e gettarlo via; l'erboristeria ha come ruolo primario quello di **curare** e non di causare del male, inoltre tutto il tempo che avete dedicato alla raccolta ed all'essiccazione di una pianta medicinale oppure di un'erba aromatica **vale molto meno** della vostra salute, non dimenticatelo.

Mai utilizzare prodotti essiccati che siano andati oltre il termine dei sei mesi, etichettati in maniera imprecisa oppure che siano stati utilizzati per altri scopi perché a buscarne le conseguenze assai poco piacevoli per la salute potreste essere voi oppure le persone a cui somministrereste i preparati da essi derivati.

Prima di utilizzare l'erboristeria come metodo curativo è **indispensabile** discuterne con il proprio medico, in particolare nel caso in cui si abbia l'intenzione di servirsi di un rimedio per più volte al giorno.

CONSIGLI DI UTILIZZO IN SICUREZZA

C ome già ribadito, lo scopo primario dell'erboristeria e dunque della fitoterapia è quello di curare, non di arrecare guai alla salute propria ed altrui.

Pertanto la **parola d'ordine** quando ci si avvale della scienza erboristica è *sicurezza.*

È importante tenere sempre presente che gli effetti indesiderati dei prodotti erboristici, detti *reazioni avverse pianta-specifiche,* possono essere causate da **contaminazioni** del terreno su cui sono cresciute le piante medicinali e le erbe aromatiche, **l'inquinamento** dell'aria del loro ambiente di crescita e, ultima ma non per importanza, **la variabilità dei tempi di raccolta.**

Il sopraggiungere di effetti indesiderati nel paziente possono essere causati da **interazioni** con alimenti e **farmaci convenzionali**, nonché all'utilizzo in **periodo mestruale, gravidanza ed allattamento.**

Innanzitutto, per quanto riguarda i nostri **bambini**, è opportuno utilizzare quei rimedi erboristici che già una lunga e comprovata tradizione attribuisce come efficaci e non dannosi per questa fascia di età ma **se e solo se** il tutto è **avvalorato anche da studi clinici** di sufficiente attendibilità.

Prima di iniziare un trattamento erboristico è **indispensabile** discuterne con il proprio medico curante e comunicargli i **principi attivi** che si intende utilizzare, questo perché il medico possa verificarne l'idoneità dell'uso sul paziente tenendo conto del suo **quadro clinico generale.**

A questo proposito, quando si chiede il parere del proprio medico **prima di iniziare** un trattamento erboristico, occorre specificare **le piante medicinali** e **le erbe aromatiche** di cui si intendano utilizzare gli estratti è molto opportuno discutere circa le **quantità** ed il metodo di somministrazione, specie in relazione ai pasti.

Tutti i derivati di piante medicinali ed erbe aromatiche contenenti **alcool,** nel loro utilizzo, debbono essere **ridotti al minimo.**

In ogni caso, i prodotti erboristici contenenti alcol non devono **mai** essere somministrati a bambini di età

inferiore a 2 anni.

Nel caso di bambini più grandi, la somministrazione di prodotti erboristici a contenuto alcolico deve avvenire con intervalli **non inferiori a 4 ore**, al fine di tenere lontane le complicazioni e gli effetti collaterali, ed il trattamento deve **durare quanto meno si riesca.**

L'efficacia simultanea di **più principi attivi** contenuti in più piante medicinali ed erbe aromatiche sono avvalorate **sia dall'esperienza tradizionale che da studi clinici.**

Per questo, quando si verificano simultaneità di efficacia e **mancanza di contrasto** oppure **reciproco annullamento**, si può procedere alla preparazione di rimedi con più elementi vegetali.

L'utilizzo **congiunto** di prodotti erboristici e farmaci convenzionali **può** esserci, ma **mai come in questo caso** è **fondamentale** parlarne con il proprio medico **prima** di attuarlo.

Questo perché il proprio medico deve tenere conto delle eventuali e probabili **interazioni** tra il prodotto erboristico ed il farmaco convenzionale.

Infatti, molti prodotti erboristici possono **alterare** gli effetti del farmaco convenzionale, come nel caso delle **interazioni farmacocinetiche,** che danno come conseguenza alterazioni dell'**assorbimento** e della **distribuzione** del farmaco oppure condurre alla sua **eliminazione**.

Per quanto riguarda le problematiche legate all'**assorbimento,** il prodotto erboristico potrebbe **legarsi** al farmaco convenzionale, formando una composizione che i succhi gastrici non riescono a sciogliere e quindi impedendo al farmaco di essere assorbito e di funzionare. Oppure, il prodotto erboristico potrebbe inglobare il farmaco convenzionale, può rallentare oppure accelerare la digestione, può andare ad alterare il PH dei succhi gastrici, in tutti questi casi impedendo che il farmaco convenzionale venga assorbito.

Importante discorso è quello relativo alla **glicoproteina-P,** citata come **P-gp**, ovvero una proteina che le nostre cellule usano come una sorta di scudo per **aumentare il processo di eliminazione delle tossine** interne ed esterne. Questa proteina agisce nell'**intestino,** nel **pancreas** e nella **Barriera Encefalo Ematica (BEE).**

La P-gp effettua sì dei legami con le tossine, ma anche con importanrissimi farmaci come gli **antitumorali, anti-HIV** ed **anestetici** e qualora si dovesse assumere un prodotto erboristico in concomitanza con uno dei farmaci appena citati, si ha un'alterazione di questa preziosissima proteina che agisce sull'assorbimento dei farmaci con inevitabile alterazioni dell'efficacia farmacologica. Iperico, biancospino, cardo, cardamomo, aglio e succo di pompelmo sono i principali responsabili delle alterazioni della P-gp se i loro derivati vengono assunti in concomitanza con dei farmaci convenzionali.

Il processo **più colpito** dall'interazione tra prodotto erboristico e farmaco convenzionale è di certo il **metabolismo.** Molti prodotti erboristici, a seconda delle funzionalità dei loro principi attivi, pissono interagire con i farmaci accelerando il nostro metabolismo e quindi togliendo al nostro organismo le tempistiche utili per assorbirlo a dovere oppure possono rallentare il nostro metabolismo, in questo caso aumentando l'efficacia del farmaco in quanto ne causano una permanenza prolungata nel nostro organismo. Principi attivi che interferiscono con i farmaci convenzionali nella fase di metabolismo sono l'iperico e l'aglio.

L'eliminazione del farmaco convenzionale può avvenire per via dei prodotti erboristici che hanno principi attivi ad effetto diuretico e lassativo, che ne comportano un transito troppo breve nel nostro organismo, impedendo allo stesso di iniziare a scomporlo chimicamente per poterne usufruire.

In tutti i casi, **mai** utilizzare prodotti erboristici in gravidanza ed allattamento, in quanto i principi attivi che potrebbero avere gli effetti curativi desiderati sulla madre potrebbero avere effetti collaterali **anche gravi** sul bambino. Purtroppo, molte donne in attesa ricorrono ai prodotti erboristici per combattere tutti i disturbi legati alla gravidanza come nausea, infezioni delle vie urinarie, dolori alla schiena, insonnia e stipsi credendo che i prodotti erboristici siano più indicati rispetto all'utilizzo di farmaci convenzionali: **nulla di più errato.**

Molti principi attivi dei prodotti erboristici, infatti, riescono ad **oltrepassare la barriera placentare** e possono anche alterare la contrattilità dell'utero. A tale proposito, **assolutamente da rifuggire** sono prodotti erboristici contenenti propoli ed alcaloidi.